人体的秘密

那些说不出口的正经事

〔德〕耶尔·阿德勒◎著　〔德〕卡佳·施皮策◎绘

马心湖◎译　　何蒙文◎审订

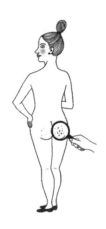

北京科学技术出版社

读者须知：

　　医学是随着科学技术的进步与临床经验的积累而不断发展的。本书中的所有建议均是作者结合多年实践经验审慎提出的，虽然如此，图书依然不可替代医疗咨询。如果你想获得详尽的医学建议，请向有资质的医生咨询。因本书相关内容造成的直接或间接不良影响，出版社和作者概不负责。

Original title: Darüber spricht man nicht

Copyright © 2018 Droemer Verlag. An imprint of Verlagsgruppe Droemer Knaur GmbH & Co.KG

Simplified Chinese edition copyright © 2020 Beijing Science and Technology Publishing Co., Ltd.

All rights reserved.

著作权合同登记号　图字：01-2020-2307

图书在版编目（CIP）数据

　　人体的秘密 /（德）耶尔·阿德勒著；（德）卡佳·施皮策绘；马心湖译 . — 北京：北京科学技术出版社，2020. 11（2021.5重印）

　　ISBN 978-7-5714-1069-8

　　Ⅰ.①人…　Ⅱ.①耶…②卡…③马…　Ⅲ.①人体 – 普及读物　Ⅳ.① R32-49

　　中国版本图书馆 CIP 数据核字（2020）第 137212 号

策划编辑：胡　诗
营销编辑：蔡　瑞　胡筱伊
责任编辑：田　恬
责任校对：贾　荣
装帧设计：异一设计
责任印制：吕　越
出 版 人：曾庆宇
出版发行：北京科学技术出版社
社　　址：北京西直门南大街 16 号
邮政编码：100035
电　　话：0086-10-66135495（总编室）　　0086-10-66113227（发行部）
网　　址：www.bkydw.cn
印　　刷：河北鑫兆源印刷有限公司
开　　本：889mm×1194mm　1/32
字　　数：225 千字
印　　张：9.125
版　　次：2020 年 11 月第 1 版
印　　次：2021 年 5 月第 6 次印刷
ISBN 978-7-5714-1069-8

定价：69.00 元

导 言

很久以前，一名出身高贵的追求者跪在心爱之人的石榴裙下求婚。但是，膝盖还没碰到地面他就放了一个响屁。这位年轻的贵族感到非常丢脸，不久后就在羞愧中自杀了。

这个发生在 20 世纪初的故事应该是真实的，我们可以在波兰女作家玛格达莱娜·萨默兹瓦尼科的传记中读到。但不管是真实发生的，还是只是个传说，这个故事告诉了我们什么呢？一位彬彬有礼的男青年不仅打破了浪漫时刻应该屏气凝神的寂静，还触犯了一个禁忌——在女士面前大声放屁。

直到今天，除了男生宿舍外，人们仍然无法接受将屁作为交流时的伴奏来看待。好在如今人们至少不会因为放个屁而自杀，不过在 21 世纪仍然存在着各种各样的禁忌。当知道屁屁又脏又臭的时候，孩子们就已经开始了解什么是不能做的、什么是可以做的了。不过，在他们排出了一坨"完美"的屁屁之后，却会受到爸爸妈妈的表扬。所以，孩子们可能不理解为什么不能将屁屁当作棕色颜料来涂画……

与白纸黑字的法律不同，禁忌很少会被公开讨论或被记载下来。禁忌更像一种家族和社会代代相传的东西，是一种人们心照不宣坚守的规矩。禁忌的力量是不可小觑的：禁忌和我们的生活息息相关，甚至决定着我们的生活，因为我们都得在禁忌的框架下行事。如果诚实一点来面对自己的话，我们会发现，其实禁忌还是能让我们更舒服的，因为不用一直想什么是对的、什么是错的，什么是得体的、什么是不合适的。

但禁忌又常常是有束缚性的，甚至会像搞砸了的求婚那样——是致命的。特别是和身体健康有关的方面，比如身上长了个奇怪的肿块或脓疱、散发出不正常的体味或发出恼人的声响，这些可能是我们身体患了某些严重疾病的信号。

除此之外，当涉及性爱的时候，禁忌几乎无处不在。虽然这个领域发生了很多变化，很多禁忌已经消失了，但一些禁忌仍然很顽固，有的甚至从远古时期一直延续到了现在。至今还有些地方会将处于月经期的女性"隔离"起来，也就是禁止其触碰男性；男人们也不与任何异性握手，因为不知道她是否处于月经期。在一些文化中，月经期间的性行为也是被明令禁止的。除此以外还有很多，比如有的人不愿意露出皮肤，在电视上看到情侣亲吻会脸红；还有的人因为不喜欢自己的体毛而进行修剪；有的人会有强迫性清洗行为，因为觉得周围的东西都很脏。

您可能想问，为什么一个皮肤性病科医生要把尴尬、羞耻和忌讳的身体问题写成一本书。事实上，触碰到禁忌几乎是我的工作日常。在我的上一本书《皮肤的秘密：关于人体最大器官的一切》中，我已经写了皮肤与我们的内在与周边的联系是多么紧密。在那本书中，我提到很多禁忌。人当然不是只有皮肤一个器官，所以有必要从整体的角度去看待禁忌。

作为一名医生，我对人体的任何东西都不感到陌生。但每天在门诊，我都会遇到很多对自己（身体以及心理）感到陌生的病人。这些人长期默默忍受，感到羞耻，缄默不语。因为在他们身上发生的可能是敏感部位起了皮疹、臀部瘙痒、怀疑自己得了性病或者床笫之事遇到了问题，还有的是因为有体味、爱放屁、便秘、体毛过多抑或脚气病之类的难言之隐。我的一位病人有好几个月死活不愿意进桑拿房和游泳馆，因为他的脚趾看起来"非常奇怪"。还有位病人一直不愿意享受性爱后戏：他终于遇见他的"真命天女"并深深坠入爱河，可每晚在做爱后他都要逃出她家，因为担心在他的爱人身边陷入一番云雨后的沉睡，那样的话，他的舌根会坠到咽喉里，可能会鼾声如雷，他觉得这一点也不浪漫，把情调都破坏了。

为什么很多人在迟疑很久后才去看医生呢？答案大同小异："多丢人啊，我不好意思说""我害怕看到诊断结果"或者"我以为这东西会自己消失的"。很多人在遇到棘手的问题时更容易这么想：它怎么来的就该怎么走。这么想其实是很傻的，因为很多毛病无法自愈，而医生治起来可能一点也不麻烦。

我跟一位修理工很熟，当我家里有电器坏了或者有什么东西破损了，我自己解决不了的时候，他很喜欢说的一句话就是："其实一切都已经安排好了。"大多数情况下，他一下就能找到问题的根源，然后变戏法似地拿出个工具，鼓捣鼓捣一些我不认识的零部件，结果洗衣机就又能转了、暖气又能供暖了，很多在我看来无法解决的问题都被轻松化解了。

我们医生做的事情也是一样。面对疾病，我们必须得知道疾病的原因所在。只要我们发现了问题出在哪儿，找到解决办法其实并不难。我们医生是站在病人这一边的，希望能得到病人的信任。我们知道，让病人暴露自己身体和心理的问题并不容易，但您大可放心，您所提到的问题我们都听说过，也见过很多次，甚至连我们自己都经历过。

那些有勇气说出个人禁忌问题的人都是充满力量的。希望这本书能帮您鼓起勇气。我想帮您弄明白您的身体怎么了：为什么在做爱时您的阴道会"吹气"？为什么吃完饭后，您的胃开始"咕咕"叫，好像在跟您说话？为什么您忽然无法像以前那样勃起了？为什么很多您觉得非常羞耻的身体的怪事其实是正常的或者是很容易就能解决的？希望这本书能让大家及时就医，而不是去寻找什么偏方妙招。比如我的一位年轻漂亮的女病人，她在网上搜到一个奇怪的偏方，用自制的剥脱液去除皮肤上的疙瘩和黑色素痣，结果却留下了可怕的瘢痕。

在这本书中，我将教您如何通过嗅、触、看和听来仔细感知我们的身体特征。在读完本书后，希望您能明白：您并不孤单！没有什么让人尴尬的小毛病是您独有的，只是大家都羞于说出口而已。因此，希望您阅读愉快，并且能勇敢地说出自己的问题。

目录

第1部分
体味：一千零一种味道

第 2 部分

如果性爱让我们发痒：来自下面的"百感交集"

第 3 部分

人体的"污点"：那些我们不愿意仔细看的地方

第 4 部分
成千上万首旋律：倾听来自身体的声音

第 1 部分

体味：一千零一种味道

第1章 关上"门"以后：
口臭和嘴里的其他异味

以前的广告喜欢用非常夸张的画面来刺激消费者。曾经有一则牙膏广告是这样的：一个男人对着一株蒲公英吹气，因为他有口臭，结果那株美丽的蒲公英被熏得枯萎了。另一则广告的夸张程度也差不多：一对热恋中的情侣，其中一个对着爱人温柔地低声细语，结果对方被熏得差点晕倒，直翻白眼，颤抖着躲到一边。

我不知道这些广告对漱口水、牙膏、口腔喷雾或其他清新口气的产品的销售是否有帮助，但是，对于大多数人来说，口臭真是非常令人讨厌的事情。如果闻到口臭味，我们会努力地去嗅，几乎是以科学探究的巨大热情去寻找气味的来源。可一旦锁定气味的来源，我们就会慌忙躲到一边：本能警告我们，要远离疾病和腐坏，因为它们可能会伤害我们。

有趣的是，女性比男性更担心自己有口臭。女性会在看医生的时候提这个问题，并且会在私下里互相交换一些减少口臭的小技巧。在与新伴侣共度的第一个浪漫夜晚后的早晨，女性会思考如何保持口气清新，好让"早安吻"是令人愉悦的。很多女性表示，热恋中的男性习惯醒来之后立刻亲吻。恋爱中的女性则不然，她们会在醒来后马上去找颗清口糖吃，或者偷偷溜进卫生间，在男友醒来前迅速刷个牙。她们想让躺在身边的美男子们相信，她们是晚上口腔中能产生薄荷和桉树香气的特殊生物，而不是嘴里有像科学研究中描述的"腐烂味的清晨口气"的那种人。

口臭可以分为两种：一种是来自口腔和咽喉的难闻气味；另一种的来源很复杂，以至于从鼻子中呼出的气体也会有难闻的味道。人们可以用口气检测仪来测知口臭的来源，这是通过测量吸管中的呼出气体中难闻的硫化物的比例来实现的。

据估计，世界上 25% ~ 50% 的人至少会在一天内的某些时段有口臭，他们会在这些时段变得"不合群"——与周遭的人保持距离。口臭是一种普遍现象，我们没必要因此而感到羞耻。尽管如此，这仍是一个非常敏感的禁忌话题，甚至引发了一些人的恐惧。统计数据表明，12% ~ 27% 的"口臭病人"因为"口臭恐惧症"而进行了心理咨询：他们其实并没有口臭，但却因此而感到痛苦。

对于口臭这件事，大部分人是很难自己发现的。而且我们知道，如果直接告诉一个人他（她）有口臭，这可能会伤害他（她），甚至让他（她）产生精神创伤。因此，大部分人在此时选择保持缄默，而不是告诉这个人他（她）有口臭。我的同事可不会在出诊前跟其他同事说："嘿，你早饭是吃了只死老鼠吗？"这种沉默造成的问题是：大部分人假装什么也不知道，但却与他（她）保持着距离，这实际上会导致病人在社会上被孤立。更大的问题是，口臭可能意味着身体存在严重的健康问题，如果不及时就医，会增加许多疾病的患病风险。致病菌侵入并引起感染，不仅可以引起口臭，还有可能导致动脉硬化、心肌梗死、皮肤症状（如荨麻疹、瘙痒或触发银屑病）、痴呆或孕妇早产。

口臭从何而来

口臭的原因有很多，90% 来自口腔和咽喉问题，只有 10% 与胃肠道、肺或其他器官以及内分泌、代谢方面的问题相关。为了缩小范围得出诊断，我们可以做个简单的测试：从鼻子中呼出的气如果没有异味，口臭就是由口腔卫生问题引起的；如果连从鼻子中呼出的气也闻起来很糟糕，那么口臭很可能与其他器官的毛病有关。

大多数口臭背后的罪魁祸首是细菌。数百万年来，我们体内和体表的微生物群落与我们和谐共生，它们被称为 "正常菌群"。我们和它们一起形成了一个 "超级生物"——一个宿主及其正常菌群形成的命运共同体。仅在我们口腔中就生活着 1000 亿个细菌，种类多达 700 多种。有些细菌可以帮助我们消化食物，其他细菌的作用不太清楚，但它们就在那儿，与我们相安无事。还有许多口腔定殖菌能够帮助我们抵御外来病原体的入侵，就像它们的 "同事"——肠道、皮肤、阴道和呼吸道中的定殖菌——做的那样。

可惜的是，文明的生活方式破坏了我们身体的菌群平衡，从而扰乱了细菌的自我防御机制。我们可以拿湖塘生态系统来打个比方：一个由很多植物和动物组成的生态系统，如果某一个物种的数量激增，并抢夺其他物种的生存空间，导致其他物种大范围消失，这个生态系统就会失去平衡，有机循环便不能再进行，营养和氧气都会耗尽。最坏的情况是，这个湖泊或池塘变成了不含氧的一潭死水，再也没有任何生物能够生存。

皮肤和黏膜中既有益生菌也有有害菌，口腔当然也不例外。如果口腔中的菌群失调，就会导致难闻的口气。而口气的形成与细菌爱吃的食物密不可分。黏液、脱落的黏膜细胞和蛋白质是它们最喜欢的菜肴，它们在大快朵颐时会释放出气味分子——硫化物。其中，人们最熟悉的气味来自硫化氢，也就是臭鸡蛋的味道。另一种气味分子甲硫醇闻起来则如同烂白菜的味道或霉味。如果闻起来像腐坏的鱼、肉或粪便的味道，那便是生物胺在作祟。尸胺是生物胺的一种，顾名思义，想必不用细说了，这种成分是蛋白质的基础成分氨基酸降解并产生二氧化碳这一反应的产物。

口腔细菌最可恶的一点是，它们喜欢以生物膜的形式聚集在一起。生物膜是一种特殊的菌落形态，容易附着在浸有液体的生物组织表面。这面固若金汤的"城墙"能够庇护细菌，因此，简单的冲刷并不能把它们冲走。这就如同洗手盆中的虹吸管一样，那里边也附着了一层极脏的细菌薄膜，流水和清洁剂都奈何不了它。因此，如果您的口腔里存在有害菌，您很难将它们"甩"掉。

晨起口臭最明显的原因

之所以早上起来会出现口臭，原因就在于我们自身的"洗碗机"在夜间罢工了。我们的唾液中有着数以亿计的能产生气味的细菌，如果所有的唾液都干涸了，那就只剩下这些能产生令人不悦气味的细菌了。这与海水涨退有一定的相似之处：如果正处于退潮期，海水不再没过的地方就会留下海盐结晶。如果唾液分泌正常，平均每天有 1.5 升的话，口腔就会得到清洁，气味也会变淡，我们的口腔此时就如同洗碗机一样运转良好。

如果喝水太少，嘴里发干，这种清洁作用就会变弱，气味也会因此增加。晚上睡着的时候，我们分泌的唾液较少，也不会经常补充水分，因此，细菌就会利用这个时机无耻地大规模繁殖。早上起床后，在你对伴侣细语"亲爱的，早上好"时，各种可怕的口气就会一涌而出。

对于这样的口臭，人们其实没什么能做的，只能通过吃（喝）东西、喷口气清新剂或刷牙来解决。此外，某些药物或唾液腺疾病引起的口干也会造成口臭。不过，对付口臭，人们其实还是有一些办法的。您可能不信，有一种办法既简单又有效，那就是呼吸，但最好在您独处的时候这么做。口腔中的一部分细菌是厌氧菌，它们喜欢待在缺少氧气的角落里，比如牙沟、牙缝和其他口腔内半闭合的空间。所以，在人们用口呼吸和谈话时，由于氧气的进入，这些臭味制造者的活动会被部分抑制。

牙周炎、蛀牙和其他牙齿问题

不是所有的细菌都能被唾液冲走，因为它们有太多的理想藏身之所了。目前，牙周炎已成为除龋齿外现代人最为常见的细菌性口腔疾病，这种疾病也会造成口臭。牙周炎是一种牙周组织的炎症，原因多种多样，其中遗传因素最为重要，而免疫功能紊乱、口腔护理不当以及吸烟和食用被过度加工的食物都是危险因素。牙医往往在 1 米开外就能辨别出这种由牙周炎散发出来的强烈的甜酵味，在看到病人微笑时露出的红肿牙龈后，一切就都了然于心了。

您可能看过这样的牙膏广告：咬了一口苹果，结果苹果上留下一个带血的牙印，配着"用我们的牙膏，包您明天牙齿倍儿棒"

的广告语。吃苹果留下血牙印，这样的表现一般意味着严重的牙周炎。牙周炎通常与牙龈的退化有关，不过这可不是自然的退化，它和"臭"名昭著的牙周病有关。我们的牙根嵌在牙槽骨中。为了让牙齿不脱落，并且能保持一定的弹性，牙根和牙槽骨间附着有牙周膜，其内含的胶原纤维束如同马戏团的帐篷一样全方位地托住牙齿。而在上方，健康的牙龈如同橡胶密封条一样封住小的缝隙，食物残渣和细菌都无法进入。但如果牙龈这个橡胶密封条变得松弛了，无法紧密贴合在牙齿上，这无疑是向具有侵袭性的促炎细菌发出了邀请函，它们会迅速驻扎于此，在开放的腔隙内覆上自己的生物膜。细菌导致的炎症会逐渐摧毁牙齿的固定装置，造成所谓的牙周袋，如果治疗不及时，牙周袋会越来越深，这时再用牙刷、牙线和牙缝刷都为时已晚了。随之而来的，轻则是口臭、牙龈出血、牙齿松动，重则是牙齿脱落。

如果产生了较深的牙洞，唯一的办法就是去看牙医。这可是一场大扫除。从牙洞里清出来的东西特别难闻，它不像我们所知的典型的牙菌斑，更像一个偏硬的团块。这些"小怪兽"为细菌生物膜的增厚可是出了不少力。持续性的炎症会使我们的身体始终处于警戒状态，绝望地尝试阻止病原体的扩散，这显然是一个大问题。

吸烟、压力、酗酒、某些疾病、服用某些药物和失调的肠道菌群会让身体的防御能力变差。研究表明，吸烟者得牙周炎的概率比不吸烟者高 15 倍。吸烟会改变口腔菌群平衡，使有益菌减少，使有害菌增殖。牙龈炎的警告信号通常是牙龈出血，但吸烟者却很少能在早期收到这样重要的预警，因为尼古丁会使血管收缩。因此，吸烟的人口腔中不仅有烟味，而且在患牙周炎时比不吸烟的人口中呼出的甜酵味重。

细菌的其他居住区

对于细菌来说，我们的口腔真可谓天堂，破损的牙齿填料、贴合不佳的牙冠和牙桥、清洁不良的假牙和龋齿都是它们的理想住所。如果您曾仔细观察过自己的舌头，就会发现舌头的表面其实是凹凸不平的，到处都是褶皱。对于细菌来说，舌头就像装饰繁复的地毯，它们可以在这里肆无忌惮地嬉笑打闹。本来就凹凸不平的舌头表面如果再配上毛茸茸的舌苔，自然会增加出现口臭的风险，就像高楼大厦比平房的容纳空间大一样，更多的细菌能在这里找到容身之处。事实上，80% ~ 90% 有口臭的人，臭味都来自舌头。

不仅舌头表面的褶皱能为细菌制造口臭助力，扁桃体也为细菌提供了温暖的雅居。因为扁桃体的表面也是不平的，有很多小的凹陷和褶皱。在扁桃体隐窝处聚集了由脱落的上皮细胞、黏液、食物残渣和细菌组成的大量干酪样积聚物。通常情况下，在咀嚼时，扁桃体隐窝应该被排空，但食物中的钙盐和我们的唾液会让积聚物变硬，形成扁桃体结石。扁桃体结石虽然对身体无害，但却会导致口臭。扁桃体结石从砂粒状至豌豆大不等，呈白、黄或绿色，其硬度也不一，可以是软的、疏松的，也可以如石头般坚硬，在最严重的情况下，其散发出的味道如同臭鸡蛋一样。

有时候，人们会把扁桃体结石和因扁桃体炎而出现的黄色脓点混淆。化脓性扁桃体炎和典型的呼吸道感染也能造成严重的口臭（发出的是一种令人不适的甜味），但这两种情况与扁桃体结石不一样，它们通常会伴随着严重的扁桃体红肿和发热。

饮食习惯与口臭

为了保持健康和个人魅力而减肥的人愿意选择断食疗法或生酮饮食，坚信"零碳水"的理念，即不摄入任何碳水化合物。这种情况下，身体会通过燃烧脂肪来获得能量。此时，肝脏会产生一种葡萄糖的替代物，也就是所谓的酮体。遵循生酮饮食的人不吃面包、意面、土豆、麦片、甜味水果、牛奶、豆类和糖果，脂肪是其维持生存的能量来源。坚持生酮饮食的人通常会减肥成功，但是其呼出的气体闻起来却像卸甲水（主要成分为丙酮）或水果软糖。这种味道不仅来自口腔，还来自鼻腔，因为这种味道是机体新陈代谢产生的。此外，有些人会为了健身而坚持高蛋白饮食，这对于口腔中的某些细菌来说可是件大好事，因为蛋白质是它们最喜欢的食物，但蛋白质的分解会引发口臭。

长期进行断食疗法的人都知道，饥饿时的口气闻起来是有霉味的，有时候甚至有腐臭味。吃饭和饮水都可以冲刷口腔黏膜和舌头上的菌苔。只要不过量食用大蒜和洋葱，定期进食就能有效防止口臭。当然，也不要过量饮酒，饮酒也会造成口腔和鼻腔发出特殊的气味。另外，奶酪、甘蓝、芥末、酸菜、咖啡和气泡酒等食物在入口之前其实就已经有很大的味道了。因此，如果食用了这些东西，在香槟酒会上最好与其他客人保持距离。

在食物完成了口腔中的旅程向下行进时，也可能有令人不快的事情发生。具有强烈气味的打嗝、放屁和肚子的咕咕叫虽然是无害的，但可能是疾病的信号。比如，由幽门螺杆菌引起的胃炎，病人打出的嗝是酸臭味的，甚至偶尔会呕出少许胃内容物；当食管括约肌没有随着膈肌紧张而收缩时，可导致胃酸反流，这时从胃里冲出的恶臭味会更强烈；其他可导致口臭的情况还有糖尿病、哮喘、肝衰竭、肾衰竭、肺脓肿、溃烂的肿瘤以及胰腺炎引发的代谢性酸中毒。一位有经验的医生在对病人进行问诊或其他检查时会同时注意病人的口气，并会相应注意口气与尿液、肝脏代谢或肿瘤等的相关指标的关系。

针对口臭，我们可以做些什么

如果口臭来自口腔和咽喉，那么首先要做的当然是清洁口腔，特别是刷牙。不过您可能想不到的是，虽然有大量的牙刷和牙膏广告鼓吹他们的产品能预防龋齿，事实上却是做不到的。实验条件下，或对于手部活动受限的人来说，电动牙刷可能优于传统牙刷。但在现实生活中，电动牙刷并不会给牙齿带来什么实质性的帮助，有的人还会对这种振动式的清洁方式感到不适。您可以放心选用传统牙刷，唯一需要注意的是，别选刷毛太硬的，应选择软毛或者中等硬度刷毛的牙刷。用刷毛太硬的牙刷刷牙，或者刷牙的时候太用力，都不是牙龈喜欢的按摩方式，这会伤及牙龈进而导致牙龈萎缩。牙龈萎缩后，敏感的牙根会暴露在外，此时细菌会乘虚而入，刺激牙根产生疼痛，同时会破坏牙釉质。

预防龋齿的关键在于刷牙的方法。应该以旋转或振动的方式，从红（牙龈）刷到白（牙齿）。刷牙的过程不能中断，不能三心二意，而应专注于自己的口腔。通常推荐的刷牙时长为3分钟，如果您想在2分钟内刷完也没问题。

牙釉质是身体中最坚硬的部分，基本上是由羟基磷灰石组成的，其主要成分是钙和磷酸盐，以及少量氟化物。这种结晶质的"壁垒"会为我们的牙齿抵挡来自食物和咀嚼的多重冲击。如果牙釉质受损，那么原本在它保护下的牙本质就会受到温度（冷、热）和酸性物质的直接刺激。此外，某些食物、苏打水、果汁、能量饮料以及有增白功效的特殊牙膏会使牙釉质表面的矿物质流失。

事实上，我们的身体早已准备好了一套保护机制。当羟基磷灰石不能再发挥作用时，唾液中的钙和一些磷酸盐成分可以修补牙釉质的小缺口。不过，唾液的成分与我们的饮食习惯有关。现代社会中的高碳水快餐导致变形链球菌出现，这种细菌可以消耗糖产生多种糖产物，后者可介导细菌黏附形成牙菌斑。牙菌斑中的变形链球菌会通过发酵碳水化合物产酸，这会使口中原本正常的 pH 值（约为 6）降到 5 以下，进而导致牙釉质上的矿物质脱失，就像意大利大理石遭到酸性物质攻击一样。

牙釉质和牙本质一样，有许多细小的通道，这些通道会即刻将酸、冷和热的情况传达给牙齿的中心——牙髓，而牙髓中密布着血管和神经纤维。从字面上看，您就应该能感受到牙齿对这些刺激是多么的敏感了。肠道菌群失调会导致身体对饮食中的钙吸收减少，牙齿也会因此缺钙（第 2 章会就此问题进行详细阐述）。

虽然饭后刷牙是有好处的，但在吃完含酸食物（如苹果等）后最好不要马上冲向卫生间刷牙。为了让唾液有足够的时间去减弱食物中的酸度，并且再矿化表层牙釉质，进食后 30 ~ 60 分钟是比较合适的刷牙时间。

当然，选择正确的牙膏也很重要。牙膏的主要成分包括摩擦剂、洁净剂、水、表面活性剂、黏合剂、保湿剂、防腐剂、芳香剂、精油、着色剂，以及用于牙釉质再矿化的氟化物、钙和磷酸盐等矿物质。这些矿物质可以防止龋齿的产生，从而防止口臭。

氟化物在环保方面是有争议的。氟化物是一种自然界中广泛

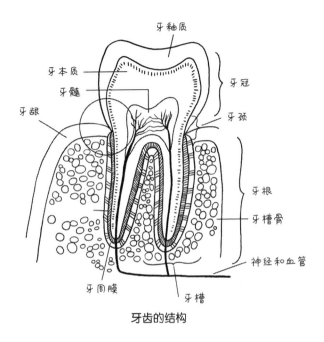

牙齿的结构

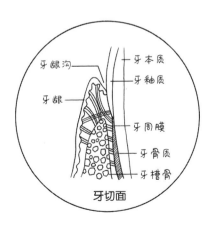

牙切面

存在的盐类物质，在地壳和水中随处可见。人体中也有，特别是骨骼和牙齿中。除此之外，氟化物还存在于绿茶、红茶、核桃、鲱鱼、黄油、全麦、大豆和矿泉水中。氟化物是有一定毒性的。如果摄入了大量的氟化物，会导致器官毒性损伤。不过，大家也不必因此而担心，用含氟牙膏刷牙是不可能导致氟中毒的，因为要达到中毒剂量，相当于一个成年人要一次性吞掉 20 支牙膏。

　　氟化物能抑制酸的生成，有效坚固牙齿，预防龋齿的出现。牙医间流传着这样一个小笑话：不必用氟化物来治疗所有的牙，只治想保住的那些就行了。若与牙齿直接接触，氟化物能够修复牙釉质中的微小损伤，这比由唾液中天然存在的钙独自完成这项工作要更加有效。但氟化物只有和牙齿"亲密接触"才会起作用，因此，没有必要吞下氟化物来保护牙齿，更不推荐给宝宝使用含氟盐、含氟水或含氟的药片。毕竟，虽然氟化物在嘴里的时候是有效的，但一旦吞下，作用就不复存在了。在宝宝的牙齿还没有萌出的时候，口服含氟物质就更是毫无意义了，因为这时牙齿还藏在颌骨中，氟化物根本接触不到牙齿。总的来说，为了保护牙釉质，使用含氟牙膏刷牙是非常必要的。

　　如今市面上有数不清的牙齿护理产品。我悄悄告诉您，其实这些东西大同小异，主要起的是护理作用，没什么神奇的魔法。要保持牙齿健康，最重要的是养成良好的饮食习惯、认认真真地刷牙以及使用合适的牙膏。所谓"合适的牙膏"，应该满足以下几点：一是适合牙根暴露的敏感型牙齿；二是对大黄牙有美白作用；三是口感温和不刺激；四是刷完后有清新的口气。

　　牙线能清洁牙刷刷不到的地方，建议隔一两天就用一次牙线。用表面稍粗糙且未涂蜡的牙线能最有效地清洁牙缝。牙缝较大的

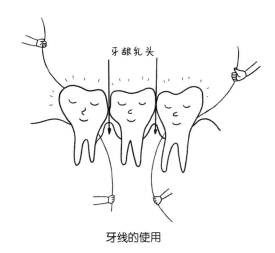

牙龈乳头

牙线的使用

地方或者牙桥处，可以用特制的牙缝刷来清洁。重要的是，对每一颗牙齿的清洁都应该深入底部，也就是要清洁到粉红色牙龈与牙齿的间隙。这样的话，不仅能够有效清除牙菌斑，还能让空气进入这些缝隙，让厌氧菌停止制造烦人的口气。如果在用牙线清洁牙齿时发现牙龈出血，这意味着牙龈发炎了，而不是用的劲儿太大了，因此，这个时候千万不要停止使用牙线！

　　在日常的口腔清洁中，也不要忘记舌头的清洁。研究表明，清洁舌头，一般牙刷不如塑料或金属材质的刮舌板有效，舌刷的清洁效果最好。养成每天刷舌头的习惯并不容易，这对于那些一旦舌刷触及或靠近咽喉就恶心想吐的人来说更为不易。把舌头伸出来一些刷，可能会感觉好一点儿。无论加不加牙膏，每次刷舌头 10 下就能起到很好的清洁作用。

去除口臭的其他方法

方法	作用机制
使用漱口水漱口	锌化合物：抑制可产生气味的细菌； 防腐物质（如氯己定、二氯苯氧氯酚）：杀死细菌； 精油：使口气清新
阿育吠陀医学的油拔法（可以使用冷榨芝麻油、葵花籽油和椰子油）	和氯己定一样，可以有效减少白色念珠菌、牙周的细菌生物膜和致龋细菌
定期看牙医进行预防性治疗	定期让牙医对牙齿、填充物、人造牙冠、假牙等进行调整和修复；专业洗牙，每年 2 次，牙垢清除后，细菌会失去附着面
牙周炎龈下刮治	除了刮除牙龈上方的牙石，有时候还要对牙周袋内的牙石（龈下牙石）进行刮除，并有可能要用到抗生素
改善肠道菌群	膳食纤维和益生菌可以平衡肠道菌群，使肠道中有益菌占主导地位

　　健康整齐的牙齿对于人际交往有多重要，我在最近的一次医学会议的晚宴上深有体会。当晚，所有的与会者在愉快的氛围中一起享用精致的晚餐，交流专业知识或是寒暄。与我同桌而坐的是一位非常帅气的教授，他身材颀长，一头浓密的灰发，衣着得体。我们很快便聊了起来。但是在第一次开怀大笑时，我发现他缺了一颗大门牙。令人惊讶的是，他并没有用手捂住嘴来掩饰尴尬，也完全没有提这个巨大的牙缝。我本来以为他会说："不好意

思，让您见笑了，我的牙还在接受治疗。"我觉得医生之间不必顾忌，可以说这样的话。不知怎么的，我感觉有些奇怪。

第二天早上，轮到"大牙缝"教授在会议上发言了。我略有些激动地坐在第一排等着，毕竟他是当天的主讲者。不可思议的是，他那颗缺失的大门牙又出现了，牙缝没了！他在我心目中的形象立刻变好了。当天，我很期待和他共进午餐，希望重新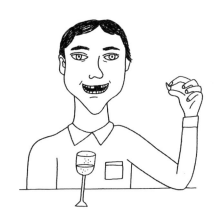审视他。您猜对了，喝汤的时候，他的牙缝又回来了。原来这位教授有一颗可以拆卸的牙，他会在和同事闲谈的时候把这颗牙取出来，在正式场合再放回去。有些人就是有这样奇怪的优先级排序。也好，这样根本没有人想跟他调情了。

在买卖马匹的时候，买家会非常关注马的牙齿，因为这是了解马的健康状况和年龄情况的重要信息。对于人类这种"两脚兽"来说，美丽的牙齿也是年轻和健康的象征，是一个人对自身形象重视的表现。如果牙齿这条美丽的"链子"中缺少一颗"珍珠"，或者整体状况非常糟糕的话，我们很有可能会对牙齿的主人留下不好的印象。

可能您还想继续看有关口臭的话题，但我们现在不得不翻篇了。对于口臭，拿手挡是挡不住的，可能只有用风扇扇才管用了……

第2章 啊哦，一个响屁： 来自"地下停车场"的 独特气味

有一次，我正在一家高档餐厅吃晚饭，忽然听到一位优雅的女士放了一个响屁。为了在男伴面前掩饰，她使劲晃动椅子，想让那位男士以为是椅子腿在地板上摩擦发出的声音。为了保险起见，她还晃了好多次。但是她的男伴说："算了吧，虽然声音能用晃椅子糊弄过去，但是味道还在啊！"

嗳气打嗝、带着气味的屁声、响亮的消化道咕噜声，这些都是令人不悦的，也是人际交往中的禁忌。这话可不是空穴来风。一段关系中最重要的一步不是第一次接吻，而是第一个屁。我的一位病人曾告诉我，幸亏他是独居，因为他饱受放屁的困扰。他的问题严重到需要经常去厕所，在厕所里用手掰开肛门，然后释放大量的气体（只要能用力掰开，屁就不会带声）。虽然独居可以让他免于尴尬，但如果因为放屁过多而选择独居，这是我无法接受的逻辑。要是那样的话，世界上就到处都是孤独的独居者了。

肠子的警告

胃肠道不适或肠易激综合征比我们想象的要常见得多。70%
的德国人胃肠道会咕噜噜地叫或者痉挛，继而排出气体或出现疼
痛，这令人极为不适。有趣的是，"放屁精"女士要明显多于"放
屁精"男士。

这是因为，女性在不同时期的激素水平波动会影响到肠胃。
比如，雌激素和黄体酮都可能导致女性便秘（关于这个话题，孕
妇能说上一天一夜），然而另一方面，孕期激素水平的变化有时也
会导致肠道痉挛、腹胀和腹泻。也有研究发现，肠易激综合征的
患病率存在性别差异，女性高于男性。当然，这并不是说女性更
易怒，而是女性在面对压力、焦虑和恐惧时，相对于男性，会更
容易表现在消化系统上。

遗憾的是，放屁并非总是可以用意识加以控制的。很多时候，
屁都是在不合时宜的场合中自由排出的，甚至伴随着浓烈的气味。
在火车上、电梯中或运动时放过屁的人都知道这有多尴尬。关于
这个问题，网上提供了一种解决办法，就是穿有活性炭过滤层和
放了玫瑰芳香药片的内裤。健康人每天会放 10 ～ 20 次屁。屁由
我们吞入的空气和胃肠道中的细菌制造的气体组成。如果摄入的
膳食纤维多，放屁的量和次数就会增加。吃豆子、洋葱、白菜和
一些甜味剂也会使放屁的量和次数明显增加。快速的响屁，其"逃
离"身体的速度可达 4 千米 / 小时，而缓慢的闷屁则以 0.1 千米 /
小时的速度偷偷释放出来。

放得慢的屁一般格外臭，原因可能是这种屁是由胃肠道中的
细菌缓慢发酵分解食物残渣形成的少量气体，其臭味分子浓度比

量大稀薄的屁要高。吞入的空气其实就是所谓"响屁"的主要成分，它们不需要缓慢发酵分解产生，因而会以一种大声然而没什么气味的方式"噗"地排出体外。释放的气体的量和速度，以及肛门括约肌的紧张程度（放松的还是绷紧的），都会对"屁乐"产生重要影响。注意：屁真是可燃的！我的一个好朋友曾经尝试过，并且确认了隔着内裤也能把屁点燃。然后，这个朋友真的"火烧屁股"了。

屁这种"生物毒气"的成分是可燃的氢气和甲烷，外加氮气、二氧化碳、氧气和臭烘烘的硫化物以及与精油散发出的气味类似的短链脂肪酸。最新研究表明，如果饮食中蛋白质含量非常高，例如吃了很多肉、蛋或鱼，屁里就会有很多"有毒"气体，如以"臭鸡蛋味"而臭名昭著的硫化氢。其实，少量硫化氢是有益健康的，可以保护细胞，促进细胞再生，并且能缓解糖尿病、心肌梗死、卒中、阿尔茨海默病和关节炎，还能延缓衰老。体内异常的细胞会释放出非常少量的硫化氢，通过保护细胞能量工厂——线粒体——来实现细胞的自我保护。而像屁这种外源性的硫化氢是否有相同的作用目前尚未被证实，所以，大家也没必要因为这样可以"养生"而充满"善意"地向自己的爱人放屁。

胃肠胀气不仅让人不舒服，还可能造成胃肠道痉挛性疼痛。如果随后出现便秘或腹泻，应当立即咨询医生，虽然这种情况有可能没有大碍，但也有可能是重大疾病的表现。肛门失禁甚至可能是肠癌的征兆，在这种情况下，肛门的"末端传感器"无法分辨将要排出的是气体还是粪便，也就是肛门括约肌的关闭失去控制了。

过敏和不耐受

腹胀、腹泻的另一个原因可能是食物过敏。有非常多的病人认为自己腹胀和腹泻是因为对食物过敏了，并在就医时希望做一个全面的过敏原检测。但真正的食物过敏其实要比想象中少很多。调查显示，有 20% 的人认为自己饱受食物过敏之苦，但其实只有 3% 的成年人真的对食物过敏。人们可以通过多种方式来完成过敏原检测。皮肤斑贴测试可检测皮肤对不同食物的反应情况。过敏原检测的方法还包括点刺试验，即将可疑的过敏原直接划入皮肤：医生要么将含有过敏原的溶液直接注射到病人皮下，要么将特殊的小刀片或刺血针先刺入可疑食物（如苹果等）中，然后再接触皮肤。如果组织中释放出组胺，并很快出现如同蚊子叮咬般的大片风团，则证明这是过敏原。还有一种比较贵的方法，即做过敏原抗体的血液测试，也就是所谓的血清免疫球蛋白 E（IgE）检测。

一些推崇自然疗法的医生会给胃肠不好的病人推荐另一种检测方法——检测血液中的免疫球蛋白 G（IgG），因为 IgG 水平能反映免疫系统对外源性蛋白质（可能来自某种食物）的反应程度。其实，这种抗体经常可以被检测到，出现 IgG 并非身体异常的信号，尤其是在肠道菌群失调的时候，这与过敏没有任何关系。但病人则常常被糊弄，说他们对一长串的食物不耐受。通常，这些病人最后会拿到一个他们要避免食用的食物清单。这种清单其实是存在争议的，因为这种检测并不能查出真正的过敏原。德国变态反应（过敏）学会认为这种检测除了给医院创收外，只会增加病人的焦虑感，还可能因不让吃某些食物而导致他们营养不良。

当然，如果通过正确的血清 IgE 检测查到了真正的食物过敏原，那就应该永久避免食用相应的食物。

　　相比于食物过敏，另一种可引发胃肠道不适的原因要常见得多，即果糖或乳糖不耐受。如果果糖或乳糖在小肠中没有被酶充分地分解，它们就会大量进入大肠，在那里吸收水分，持续被细菌发酵，导致腹痛、腹胀或腹泻。所有人对果糖的吸收能力都是有限的（最多不超过 50 克），也就是说，几乎每个人在喝了两大杯苹果汁之后都会肚子疼，如果身体中帮助果糖穿梭的转运蛋白数量有限，那么我们对果糖的吸收阈值甚至会低于 25 克。这种常见问题可以通过控制果糖的摄入（蔗糖中 50% 是果糖）和强化肠道菌群而得以解决。由醛缩酶 B 缺乏引起的遗传性果糖不耐受症是非常少见的，这种严重的疾病通常伴随着呕吐、低血糖甚至昏迷。

　　由乳糖酶缺乏导致的遗传性乳糖不耐受症则非常多见，几乎所有的亚洲人、70% 的南欧人、20% 的中欧人和少数斯堪的纳维亚人都存在这个问题。对于成年人来说，牛奶不是必需品。解决遗传性乳糖不耐受症的方法是避免食用奶制品或只少量食用，或者吃无乳糖的食物，而缺乏的乳糖酶可以以营养补充剂的形式进行补充。

　　看到超市的货架上摆着一排排无麸质食品，人们还以为乳糜泻这种自身免疫性疾病有多常见。其实，这种疾病的患病率仅为0.5%～1%。乳糜泻是因为免疫系统受到谷蛋白的基础成分麸质以及肠道中负责降解它的内源性酶的刺激，靶向攻击小肠黏膜绒毛，进而出现的小肠黏膜严重损伤及炎症。多种谷物（如小麦、黑麦、大麦、燕麦等）中都含有麸质，而且麸质可作为多种食物中的黏合剂。然而，就算没有患乳糜泻，我们今天摄入的谷物也并不是很好消化。尤其是现代培育的小麦，其中含有一种名为淀粉酶－胰蛋白酶抑制剂的蛋白质，这种蛋白质虽然是天然存在的，但可导致我们的免疫系统被过度激活。另外，在工厂中脱过壳的精制小麦中含有的膳食纤维和微量元素太少，也不太好。

工业化快速加工的面包通常也不好消化，因为其中含有类似甜味剂的碳水化合物，这种成分在小肠中无法被消化和吸收因而会以原形到达大肠，从而被结肠中的细菌分解发酵。喜欢吃面包的人应该选择用传统制法制作而成的面包：面团经过几小时的自然发酵，膨胀的面团中碳水化合物被乳酸菌和酵母菌降解，这样机体对这种面包就会更容易接受一些。

谷物是在一万年前才成为人类的食物的，相对于漫长的人类进化史来说，这只是短短的一瞬间，这么短的应用时间还不足以让人类对它耐受。这与我在临床上观察到的情况非常吻合，那些患有皮肤炎症、新陈代谢或器官出问题的病人的症状会在严格限制或完全不吃谷物尤其是小麦后迅速好转。研究发现，谷物中的麦醇溶蛋白会提高肠黏膜对外来刺激物的渗透性，并激活炎症系统。即使没有罹患乳糜泻也是如此，其症状与肠易激综合征类似。

无论何种情况，采取相关措施促进肠黏膜修复再生以及改善肠道菌群都是十分有益的。对于不能耐受组胺及其相关物质而备受肠道问题折磨的人来说，当然也是如此。组胺不耐受通常是肠道菌群失调的标志。对肠道疾病的检查必须要全面，过敏原检查、腹腔脏器 B 超检查、血液和粪便检查以及胃肠镜检查都是很有意义的。幽门螺杆菌是胃黏膜炎症的罪魁祸首，也能导致胃溃疡和十二指肠溃疡。如果您感到上腹部不适，进食后胃胀痛、反酸、胃灼热或排气增加，很可能是已经感染了这种细菌。幽门螺杆菌可通过将尿素分解成碱性铵根离子来保护其免受胃酸腐蚀。如果服用经特殊标记的尿素进行呼气试验，根据机体产生的二氧化碳可以检测出病人是否感染了幽门螺杆菌。除了呼气试验，还可以通过粪便检查、胃镜检查或血液检查来找到这一折磨人的病源。

肠易激综合征

如果您存在腹痛、腹胀和腹泻，而上述所有检查的结果都不是阳性的，那您非常可能患有肠易激综合征，即无特定的器质性病变下出现的肠道问题。这种问题容易被忽视，有时还会被嘲笑为"怪病"，但这个病应该被严肃对待。科学家们已经找到了一些可能导致这种肠道功能障碍的因素，包括应激、肠道神经系统功能障碍、肠道菌群失调引起的肠道感染，以及饮食问题、运动太少、睡眠质量差等。

虽然肠易激综合征会让人感到不适，但它并不是一种危险的疾病。肠易激综合征的确诊以排除性诊断为主，也就是说，只有在找不到其他原因的情况下才确诊为此病。肠易激综合征的治疗重点在于恢复身体机能的平衡。由于病人之间个体差异较大，因此，该病没有一个普遍适用的良方。

这样做对肠道好哦

请尝试避免饮用咖啡和可乐，也不要再吸烟了。然后，请将精制小麦、快餐、含甜味剂的食物、含色素的食物、含防腐剂的食物和有农药残留的食物从食谱中划掉。另外，要少吃点盐，推荐的食盐摄入量是每天不超过 5 克，也就是一汤匙那么多。

　　某些植物对肠易激综合征有很好的缓解作用，如茶（如葛缕子、洋甘菊、红茶、茴香、薄荷、生姜、蜜蜂花等）和木瓜等。肠易激综合征病人也可以服用一些非处方药，如解痉剂或消胀药，这些药物可以消除胃肠道中的气体，使胃肠道症状得到缓解。然而，这些药物都只能缓解症状，无法根除病因。每天喝至少 2 升水或茶可以让排便更顺畅，有规律的运动也能让肠道中的气体和粪便更容易排出。利用好镁也是个有用的小窍门，因为它有助于肠管的神经和肌肉发挥作用。另外，请一定要维持好肠道菌群的平衡，因为这是解决肠易激综合征的关键所在。理想情况下，现代的检测方法能通过特殊实验室对粪便样品进行肠道菌群 DNA 检测，进而分析出肠道菌群的变化。有句话是这么说的：要知肠道菌群是否失调，一看粪便就知晓。肠易激综合征病人的肠道菌群相比健康人的肠道菌群通常发生了偏移，有益菌过少，有害菌过多，也就是人们常说的"肠道菌群失调"。病人的肠道通常有轻微炎症改变和通透性增高的黏膜屏障，部分个体肠道菌群中甚至缺乏促进健康的、强化免疫系统的、制造黏液的、稳定黏膜的和提供保护性物质的有益肠道细菌。

　　健康人的粪便应该是棕色的、软硬适中的、偏酸性的。粪便是生物多样性的代表，其中包含了多种有益健康的细菌（已知的肠道细菌有 4 万多种）。细菌多样性越高，对健康就越有利。生活在石器时代的人粪便的生物多样性非常高，因为那时的人会摄入大量的膳食纤维。现代人的粪便生物多样性已远不如前，罪魁祸首就是过度加工食品和抗生素的广泛应用。

　　最重要的是，要想让肠道中的"居民"和谐相处，酵母菌的数量不能太多。一个平衡的"细菌社会"能让肠黏膜屏障保持健康状态，这样过敏原、病原体和其他有害物质就无法近距离接触黏膜从而进入血液了。

和我们共生的肠道细菌能为我们制造维生素，协助吸收必需的微量元素，预防心脑血管疾病、癌症、糖尿病和其他代谢紊乱，为强大的免疫系统和激素平衡提供信号分子，有效对抗抑郁症和偏头痛。有益菌能帮助黏膜产生黏液，这些黏液就如同我们肠黏膜的"护理乳"，可以让粪便顺畅地通过。可惜的是，肠道细菌中也有一些捣乱分子，它们喜欢吞噬这种黏液，从而让肠黏膜失去保护层，让我们不得不在马桶上打持久战。

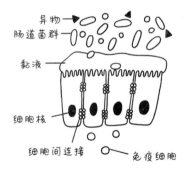

完整的肠黏膜屏障

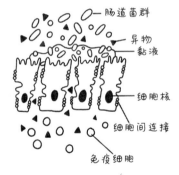

受损的肠黏膜屏障

压力和低膳食纤维饮食对肠黏膜屏障的影响

虽然肠道菌群在我们出生的时候就已经奠定了基础，但出生后，很多因素都会对我们的肠道菌群造成影响。比如，是自然分娩还是剖宫产，是母乳喂养还是配方奶粉喂养。当然，影响最大的还是我们出生后的生活方式。

为了让肠黏膜屏障保持完整、顺滑，预防炎症，大家可以这样做：食用富含无法被消化的膳食纤维的益生元食物和含有活性菌的益生菌食物。

益生元对有益菌来说是一种爱的养料，它可以为有益菌提供最佳的"安家机会"。此外，人们还能由此调节脂肪的新陈代谢，避免炎症和癌症的出现，而且能减肥。这样，根本无须通过抗生素来杀灭致病菌，它们就自然而然地被有益菌"排挤"掉了。为了有效促进具有抗炎和稳定肠黏膜屏障作用的细菌（如双歧杆菌、乳酸杆菌等）的产生，您可以食用以下食物：洋姜、菊苣根、大蒜、洋葱、韭菜、朝鲜蓟、芦笋、婆罗门参、菊苣、红菊苣、苦荬、西蓝花、欧防风、甜菜根、荷兰豆、木瓜、绿香蕉、甜瓜、桃子、腰果和土豆沙拉。车前子壳因具有强大的吸水能力且含有易为消化液所消化的膳食纤维，因而是对肠易激综合征病人非常有益的食物之一。车前子壳能增加粪便体积，提高排便的顺滑度。膳食纤维含量高的食物还包括全麦、豆类和坚果，它们能促进大肠蠕动，有助于刺激排便反射。在药店中，有助于肠道菌群健康的膳食纤维通常以营养补充剂的形式售卖，这些营养补充剂的名字可能是"果糖""低聚半乳糖""抗性淀粉""金合欢纤维""果胶"或"菊粉"。为了避免便秘，人们应该喝足量的水，胃肠胀气的人则应该尝试多摄入一些膳食纤维。肠易激综合征病人还可以应用低 FODMAP（fermentable oligosaccharides, disaccharides, monosaccharides and polyols，可发酵的寡糖、双糖、单糖和多元醇）饮食疗法。应用这种饮食疗法的几周内，病人不能吃水果、蔬菜、奶制品和发酵碳水化合物。之后再逐步恢复食用，以便观察对哪些食物耐受、对哪些食物不耐受。这种饮食法与让众多肠易激综合征病人获益的含低聚果糖和低聚半乳糖食物的饮食建议相矛盾，目前科学界对此仍然存在争议。

益生菌食物是含有大量肠道有益菌的"活性食物"。益生菌存在于未经巴氏灭菌的酸菜、韩国泡菜、纳豆和其他发酵食物中。酸奶、酪乳、乳酸菌饮料、酒精发酵乳饮料"开菲尔"、谷物发酵饮料以及从菜园中现摘现吃的新鲜蔬菜对于平衡肠道菌群都很有好处。在药店和保健食品商店中，不同益生菌的混合物也常作为营养补充剂出售。这种益生菌混合物应当按疗程反复定量服用，以便让这些益生菌在肠道中长期驻扎。如果做过粪便分子遗传学测试，了解了自己缺少什么有益菌，就可以有针对性地选择合适的益生菌混合物来进行补充了。

但是，如果我们吃东西狼吞虎咽，再好的食物也不会起什么大作用。所以，请在吃饭的时候放松下来，细嚼慢咽。另外，要避免任何形式的长期压力。我们的身体在存在应激压力时，交感神经会兴奋，这会拮抗副交感神经的作用。副交感神经是自主神经中维持安静时的生理需要和储存能量的部分，我们需要它工作以进行良好的消化。我们都知道，平静中蕴含着力量，这个道理对于肠道来说也适用。

第3章 气味"厨房"中的新鲜事：体味和汗水

不久前，我打算为我的团队招人。在筛过一遍简历后，我邀请了一位经验丰富且看起来非常靠谱的候选人来参加面试。这位仁兄不管在照片中还是真人都是一表人才，而且带着真诚友好的微笑。但是，他刚落座，我就感到呼吸困难。不是因为他魅力四射，而是因为他喷的香水味道实在太刺鼻了，让我一瞬间就对这个气味产生了反感，甚至还感到有点头疼。在他对我大谈特谈如何更好地运营时，我不得不把他请出办公室。这种浮夸做派和令人头疼的气味，真是让人无法忍受的组合！

这位先生可能觉得喷很浓的香水能够增加魅力，而我的鼻子却遭了殃，我实在受不了那个味道……在这句话背后隐藏着一个基本事实：气味对于人们的相处是十分重要的，这在人类的进化中从未改变，只是我们本身的气味已经被喷抹的人造"香氛"所取代。这样，一些重要信息就无法被轻易获取了。天然的气味可以透露我们的遗传、免疫甚至血型信息（还不止于此）。

我们喜欢好闻的气味，特别是来自大自然的、好吃的或者爱人身上的气味。对于父母来说，婴儿头上的气味和从婴儿脚趾缝中散发出来的那种特有的"乳臭味"都能带来幸福感。这种自然体验，表明了气味对我们有多么大的影响力。父母们可能早已忘记了儿童房里的幸福感受，但香气的影响却成为广告和市场营销专家惯用的"杀手锏"。他们知道，人们的购买冲动在很大程度上是被气味而非理性所引导，这种冲动不仅是在购买化妆品或香水这些与气味直接相关的东西上才出现，在购买其他东西时，人们也可能被其特定的味道所吸引而产生购买欲望，比如在商场里闻到烘焙的香味时，我们会垂涎不已。有家美国服装公司就用性感的香氛以及店门前身材性感的"小鲜肉"来吸引少女们，让她们成群结队地涌入灯光明灭的店铺。香味不仅能激发我们的购买欲，还能激起我们的其他欲望。有时候，我们会着了魔似地被某人所吸引，这与我们和这个人之间奇妙的身体化学反应密不可分。

如果我们仔细考虑自然体味的重要性，就会发现一件非常有趣的事情，那就是我们几乎会不假思索地将有体味认定为不好的。如果我们闻到刺鼻的汗味、脚臭或其他难闻的气味，会立刻下判断：体味＝不洁。我们为掩盖身体的自然气味几乎无所不用其极：我们会用有春天味道的洗涤剂来洗衣服，之后再用有花香味的柔顺剂漂洗一遍；我们的沐浴液带有"来自阿尔卑斯山"的自然气息，或者有"对女人有致命吸引力"的"真男人"气味；身体乳闻起来像热带水果，香水是柑橘或香柏味的，除臭剂能让人想起海风，唇膏闻起来像草莓，发胶则是香草味的，甚至连厕纸都开始按季节出各种味道的系列了。

那些只是想保持真我味道或者对香气过敏的人（毕竟这是仅次于镍过敏的可以引发瘙痒、红疹、水疱和丘疹的第二大过敏原）在现代这个气味泛滥的时代可不好过。那些承认自己不是每天都洗澡、擦身体乳、喷香水的人会迅速被视为不爱干净，甚至被视为不合群的局外人，虽然事实上他们只是散发出一种中性的几乎难以察觉的温和味道。您不相信吗？那我们可以马上看看人在正常情况下是什么气味的，而体臭又究竟是怎么产生的。

我们的个人体味印记

体味的产生要从多种有趣的元素说起。如果把所有人造香气都除掉，我们就会发现每个人的气味都是不尽相同的，这就是所谓的每个人独有的体味印记。我们的皮肤上承载着生物多样性极其丰富的"细菌园"，里面的住户形形色色。园区中常住的居民类型和数量与多种因素有关：比如性别，不同性别的人会分泌不同的性激素；再比如皮肤性状（易出汗、油性、干性，等等）以及不同肤质产生角质的情况；年龄当然也是有影响的，因为激素成分和皮脂腺的活动情况在生命的各个阶段一直在变化。健康状况和饮食结构也会对体味产生影响。当然，之前提过的遗传因素也在体味的产生中插了一脚。一般来讲，亚洲人的体味会比欧洲人温和，他们体内的转运蛋白 ABCC11 不活跃，这就导致形成气味所必需的物质不会通过大汗腺运输到皮肤表面。

接下来，我将为您简单介绍体味产生的关键影响因素。

皮肤微生物群

皮肤微生物群对我们的体味影响巨大。我们的皮肤为这些微生物提供了一系列代谢产品作为养料，它们的餐桌上除了水之外，还有盐、尿素、蛋白质、化学信息素、碳水化合物和脂肪。这些细菌尽享美味，体魄强健。在享受完美餐后，这些皮肤上的居民与我们的身体一样，在消化过程中会产生挥发性气味分子，根据其气味的不同，会使我们周围的人或开心或烦躁。

从化学成分上看，这些微生物产生的生物胺和短链脂肪酸与我们身体产生的油脂和气味分子并无二致，只是它们闻起来不像薄荷或者桉树，更像味道刺鼻的酪酸、蚁酸或醋酸。这种味道多见于埃曼塔奶酪、林堡干酪、腐败了的黄油、羊圈或呕吐物中。

对于男性，造成体臭的主犯是能产生刺鼻气味的棒状杆菌；而女性的汗味闻起来经常是发酸的，其原因是能产生酪酸和醋酸的微球菌喜欢在女性的皮肤上待着。微球菌还特别喜欢人造纤维制成的运动服或功能性服装，这也解释了为什么人们穿上这种衣服后会很快散发出体味。另外，这类衣服只能用 40 摄氏度左右的水清洗，而 90 摄氏度的高温才能杀灭这些微球菌，所以它们在洗衣机中能愉快地活下来。如果用 90 摄氏度的水来洗衣服，的确能杀死上面的微球菌，但高温会破坏衣服的功能性纤维。因此，只要运动服再次接触人体，在人体温度环境下感到格外舒适的微球菌便会迅速开始它们的"造味"工作。温暖又湿润，这对它们来说简直太妙了！很快，刚洗的衣服又会变成令人恶心的发臭物。

从减少衣服上体味的角度考虑，最好选择能够耐受高温清洗的经典纯棉上衣，还可以考虑大部分用自然原料制作的衣服，比如羊毛、亚麻、皮革等。如果您有皮裤，可以闻一闻里面是不是没什么味道，就算您从来没把它扔进洗衣机也是这样。皮鞋也是如此，不管是款式入时的，还是经典爱斯基摩风格的，就算每天都穿，甚至整个冬天都光着脚穿皮鞋，里面也不会有什么太难闻的味道，反而是袜子在穿几小时之后就必须得洗了。

就像现代化的饮食不利于我们的新陈代谢一样，现代化的服装也对我们的体味造成了不良影响。我们的体味产生方式还停留在石器时代，因而对原始人的时尚反而更能适应。时尚界人士肯定发现了这一点，至少他们开心地穿上了皮质短裤和皮质内衣。

此外，我们的身体还会产生引诱剂和激素分解产物，如雄烯酮、雄甾烯醇、雄甾二烯酮和雌烯醇等。这些东西是否有类似动物身上产生的激素的功效，目前还不确定。激素是一种化学信息素，一些特殊物种可以以此为"语言"进行信息交流。上述的激素分解产物显然发挥着吸引异性的作用，它们因大汗腺分泌的性激素的酶促降解而产生，而这种降解会由我们的皮肤细菌持续进行下去。

男人的体味闻起来像是尿液、檀香、麝香和奶酪的混合物，女人的体味则像洋葱、鲱鱼、酸奶油和花朵的混合物。科学家们试图解释体味的性别差异。虽然乍一看这些成分的气味并不迷人，但我们鼻子的构造似乎就是为了适应这些体味。在鼻中隔的前部有一种黏膜管，其末端有感觉细胞和神经纤维，也就是所谓的犁鼻器。它可能是动物进化的残余物。此外，皮肤也会通过一些特定的受体对气味产生反应。而体味能在多大程度上把信息传给身体还不太清楚。

无论我们愿意与否，大自然都以这种方式让我们保持两性分化，让人类这一物种延续。我们通常以为大脑可以控制行为，能够自主决定我们喜欢什么样的伴侣。事实上这不完全正确，因为我们身体的生化反应决定着这是不是"对的人"。因此，从遗传学的角度可以更好地解释我们为什么会选择那样的伴侣。

遗传、健康和人生阶段

为了展现最好的基因的一面，人体会往汗水中分泌所谓的 MHC（主要组织相容性复合体）分子。它们本身没有什么味道，但我们却可以通过鼻黏膜上的受体而感知到它们。这样的遗传性气味通常可以防止乱伦的发生，因为近亲之间的气味信息太过相似。这似乎是大自然设置的一种安全机制。

然而，我们的气味还是会让周围的人或者至少医生嗅到一些与我们的健康状况相关的线索。医生的鼻子总是很灵的。器官衰竭（如肝衰竭、肾衰竭）、创伤、组织分解和癌症会让体味发生明显改变。不同的皮肤病病人也会散发出其独特的气味：患有特应性皮炎的人闻起来会有点甜，因为皮损处有大量的葡萄球菌；那些患有与油性皮肤相关的疾病的人，如患有脂溢性皮炎、头皮屑增多、痤疮或酒渣鼻的人，闻起来像苦涩的草药。病人治疗期间服用的药物的气味也会随体味散发出来。

如果有人抽烟、喝酒或吃大蒜了，您一定能闻出来。食物的分解物会经由肠壁进入血液，再经血液循环进入汗腺。嗅觉敏感的人会觉得素食者比肉食者的体味要好闻一些。曾有研究用男性腋下的汗味来测试他们的雄性吸引力，结果未服用避孕药的女性（避孕药会干扰女性对气味的判断）认为，相比吃了红肉的男性，食素的男性腋下的味道更有吸引力。令人惊讶的是，吃大蒜的男性在这一测试中获得的评价竟是不错的：他们腋下的汗味同样迷人。当然，对于吃了大蒜以后嘴里呼出来的味道得到的评价自然是截然相反的。这种汗液的味道反映了我们的本质，即饮食更健康的人会是更好的基因携带者。不仅是繁殖的后代能遗传到亲代更好的基因，从进化的角度看，这些优良基因也能得到更长时间的延续。

在不同的人生阶段，我们的体味也会有所不同。喝奶的婴儿体味很温和。儿童的体味会弱一些，因为他们还没有散发出青春期激素的味道。青少年的皮脂腺开始大量分泌皮脂，性激素分泌的增加也会导致体味变化。这些孩子不仅行为表现像青春期，闻起来也有青春期的特有味道。只要我们的性器官勤奋"工作"，即使人到中年，我们的体味也会发出"我现在是排卵期""我怀孕了"或者"我要交配"的信息。新晋奶爸发出的信号则是"我现在对女人没兴趣，我刚刚当爹"（此时睾酮水平会首次下降，男人至少此时确实是忠诚的）。老年人与中年人的体味也不同，因为年老后，激素水平下降，皮脂腺分泌减少，皮肤干燥，皮肤菌群也发生了变化。

我们的微生物群每天都在叹息

对于我们的周遭来说，我们的体味，从理论上讲，就如同翻开的书一样昭然若揭。但是为了避免被人一眼看穿，我们会用各种人造香味来进行误导、混淆和掩盖。难道这意思是我们以后就不用洗澡了吗？当然不是！但是您应该知道香皂、沐浴露和乳液对您的身体做了什么。对于我们皮肤科医生来说，包括对洁净的追求在内的香味"大乱炖"实际上是一种对身体的伤害。

没必要每天都洗澡。相反，根据临床观察，那些几周不洗澡的人皮肤上的致病菌并未增加，反而是那些让人免受哮喘或湿疹之苦的、原本已经消失了的细菌重新定殖了。如果我们每天都洗澡，甚至一天洗好几次的话，皮肤上的微生物群就会因为遭到

"攻击"而紊乱。使用含极强洗涤成分的香皂会洗掉可以保护我们皮肤的油脂，皮肤会变得干燥。而使用碱性肥皂会让我们皮肤的酸性保护层变成碱性长达 8 小时。可怜的皮肤要花大力气才能将保护层的 pH 值从 10 降到 5。这段时间里，那些喜欢酸性环境的、有益于我们皮肤健康的细菌被缴了械，而像病毒、真菌和有害细菌等病原体以及那些会释放出难闻气味的东西都会不请自来。

值得注意的是，不要以为天然香皂就可以放心用。就算它们含天然油脂，具有保湿的功效，不含任何人工香料，但它们仍然是碱性的，还是会损害我们的皮肤屏障。强大的皮肤微生物群在酸性环境中才能产生健康的体味。我们体内所有的保护性屏障都是酸性的（pH 值低于 7），例如皮肤的 pH 值是 5，阴道的 pH 值为 4，而胃和肠道的 pH 值分别为 1.5 和 6。所以，如果您执意每天洗澡，那就只用清水洗。如果您还是想用沐浴露，那就只在容易产生体味的地方用，比如腋窝、腹股沟、肛门和脚等部位，而且要用从有机用品商店中购买的不含香精、色素和防腐剂，pH 值约为 5 的酸性沐浴露。这种沐浴露不会让皮肤变得太干燥，也不会损伤皮肤保护层。这样的沐浴露也可以用来洗手。

另一个可去除体味的方法是使用苹果醋。具体方法是，将 1 勺苹果醋倒入 1 升水中，淋浴后，将其涂抹在可能产生体味的部位，如腋窝、腹股沟、头皮等容易出汗的地方。这种自制的溶液可以强化皮肤酸性保护层，减轻皮肤炎症，预防皮肤感染，有助于形成良好的体味。由于醋酸会自行挥发，所以涂抹后无须冲洗。

只要皮肤可以耐受，使用除臭剂倒也无妨。除臭剂用人造的香氛来掩盖腋下的味道，并且含有抗菌成分（防腐剂）。而所谓的止汗剂则含有铝化合物，它可以使汗腺导管收缩。止汗剂的效果虽然显著，但是铝被认为可以导致痴呆和乳腺癌。虽然目前这一猜测尚未得到证实，但对于止汗剂的应用风险还是要加以考虑。可能会对健康产生威胁的铝的来源还有很多。铝是第三常见的地壳金属，也存在于水和蔬菜中。多种疫苗、部分胃黏膜保护剂、铝制餐具和铝箔中都含有铝。特别要注意的是，如果您中午的剩饭是酸而咸的食物，用铝箔盖住放入冰箱，或者放在铝制容器中，都会有大量的铝溶出，再吃的时候这些铝就会进入您的身体。

完整的皮肤屏障可以将止汗剂中的铝挡在体外。因此，保险起见，请不要在刚剃完毛发的皮肤上使用止汗剂，或者干脆用不含铝的产品，比如普通的除臭剂。由于除臭喷雾会刺激呼吸道，所以我更推荐使用除臭滚珠、除臭笔或除臭膏。

止汗剂对于特别爱出汗的人来说无疑是福音。另外，将肉毒杆菌毒素注射到腋下的皮肤中，可以阻断神经递质向汗腺的传递，效果可以持续半年，这段时间内人会感觉腋下很干爽。另一种应对腋下多汗症的好方法是在腋下放入湿海绵并导入弱直流电（电离子透入疗法），这可以改变汗腺中离子的运输并缩小汗腺导管。也可以通过手术治疗多汗症。然而，粗暴地通过手术大范围地将胸交感神经破坏或直接切断可能会带来诸多副作用。对于术后代偿性多汗，可以服用特殊的药物来预防。

目前，科学家们仍在积极寻找新的治疗多汗症的方法。许多针对形成恶臭的细菌和致病细菌的常规疗法（使用防腐剂、消毒剂和抗生素）会在杀死这些细菌的同时让有益菌成为陪葬品。为了避免这种情况发生，科学家们正在研究生物友好型方法。也许某一天，我们甚至可以将一个人的有益微生物群和具有抗体味作用的细菌移植到另一个人身上。第一批生物疗法药物正在研发中，包括细菌喷雾剂和益生菌乳膏，它们可以强化皮肤微生物群，提高皮肤屏障的防御能力，减轻令人不悦的体味。现在，人们在市面上已经可以看到含有细菌产生的信号物质的护肤品了，这种护肤品可以刺激如表皮链球菌等健康菌的增殖，并抑制金黄色葡萄球菌等致病菌的增殖。

不过，这种新型护肤品的全面应用还需要时间。在那之前，您还是要继续运用那些传统的治疗办法。

如果突然大量出汗，特别是夜间盗汗，一定要提高警惕，及时前往医院就诊，因为这有可能是炎症（包括感染性炎症）、心脑血管疾病、代谢紊乱、器官衰竭甚至是癌症的征兆。如果夜间盗汗，晚上需要数次起床换睡衣，有时还伴随发热和体重减轻，这是显著的警告信号，医生称之为"B 症状"，因为这可能是严重身体疾病的一种伴随症状。

欢迎来到奶酪卖场：臭袜子和汗脚

几个星期前，我去做了一次按摩。我舒服地躺在按摩床上，脸朝下，嵌在按摩床的呼吸头孔中。按摩师开始轻轻揉捏我的脖子。日常琐事离我远去，我逐渐放松，后来还做了个梦。忽然，一股浓烈的脚臭味传来，这味道让我想起冰箱里的蒂尔西特奶酪。一瞬间，美好的心情彻底消失了。

为什么汗脚是男性的标志，这背后是有原因的。一般来说，个头大的人出汗量要多于个头小的人，所以，一个大块头的男人通常要比一个娇小的女人出汗多。

我们人类的脚经常出汗，这是来自远古的产物，因为我们的祖先需要在大草原上行进。逃跑时，略微潮湿的脚比较防滑。应激条件下，神经系统会调节汗液的分泌，使汗液分泌增加。在石器时代，这是至关重要的。而如今，这样的"汗脚"和脚底的茧子一起变成了各种可产生气味的病原体的游乐场。

异戊酸是具有强烈臭味的短链脂肪酸，可由表皮葡萄球菌分解汗液中的亮氨酸产生，闻起来像奶酪。比起女性，男性的汗液中含有更多的亮氨酸。但这还不是全部，其他细菌也会产生酸味或者臭味。比如在臭味浓重的汗脚上常能发现枯草芽孢杆菌，这种细菌能产生一种特殊的臭味。

和衣服一样，鞋子也表现出了现代化趋势。然而进化没有预见到会出现运动鞋这种东西，因为运动鞋让脚几乎接触不到空气。优雅的皮鞋也可能让脚产生令人恶心的味道。不过原因不在于材料，而在于鞋子的剪裁设计。如果鞋头太窄，脚趾会被挤压到一起，这样会在脚趾间积攒汗液。在这黑暗、潮湿且发酵的缝隙中，表皮短杆菌会驻扎下来，它们的近亲亚麻短杆菌是在生产林堡奶酪时会用到的。顺便说一句，亚麻短杆菌产生的味道还特别招蚊子。

我们石器时代的祖先肯定没有脚气之苦。他们的鞋底是用熊皮做的，同时通过干草和树的纤维来透气和隔热，给脚部提供了最佳的环境。即便在今天，穿皮拖鞋产生汗脚的风险也非常小。透气、留有充分的空间和不穿袜子，可以有效减轻潮湿，让脚的环境有利于有益菌的增殖。

让脚自由吧，让它们感受到空气，请不要穿凉鞋配袜子了

（如果为了时尚，那就另当别论了）。

对抗脚气的方法还有垫含香柏木、桂皮、活性炭、银线等成分的鞋垫，使用电离子透入疗法缩小汗腺导管，用鼠尾草和橡树皮煮汤泡脚，喝鼠尾草茶，以及使用含柠檬醛、香茅醇、香叶醇等成分的天然精油等。

顺便再提一种方法：如果您的伴侣脚的气味很健康，您可以让自己的脚经常和他（她）的脚触碰。这样，您可以以舒服而合适的方式接触到您伴侣的微生物群，然后您足部的菌群中"好"细菌和"坏"细菌的战争就开始了。愿力量与您同在，奶酪的味道还是留在冰箱中吧。

裤裆里的一切都好吗

德国某足球队主教练的一个举动让我们大开眼界。在一场重要的比赛中途，他在摄像机面前旁若无人地将手伸进了裤裆里，在把手拿出来之后，他还特别仔细地闻了闻。这一举动被摄像机拍了下来，引发了社交媒体的热议，几个球员不得不尴尬地在媒体上对此进行点评，无奈地调侃着这件事。在一场压力巨大的激战中，主教练的这个举动显然可以缓解他的焦虑。他的手碰到的东西似乎让他甚是满意，而且味道似乎也让他感到满足：嗯，是纯正的男人味儿。

那位教练的无心之举引发了媒体的广泛关注，但其实这事是人之常情。谁不曾把手伸到体腔或者阴处然后拿出来闻过味道呢？这味道有时候让人陶醉，有时候则是"啊呸！"，特别是掏完裤裆之后闻到的味道。这可能会让人产生疑问：我的天，我那儿的味道怎么这么大？！

原因有很多种，而有时候只是一种个人感受罢了。健康的阴道闻起来是不可能有异味的，但很多女性还是会对自己的阴道好闻的味道感到疑惑，而大部分男性可能还认为这个味道很吸引人。所以，最好还是只问和您同床的人吧……

大汗腺和性激素

私密部位的特征性气味在青春期开始出现。性激素通过大汗腺发出信号："嗨，这儿有个潜在的性伴侣！"这个信号体现了大自然的巧妙机制，正如前面提到的，我们的性气息只吸引那些适合我们的、携带优良基因且完全健康的人。如果人们互相觉得对方好闻，即便私密部位也是如此的话，那意味着双方的性生活会很和谐，也会生出健康而有活力的后代。

我们的阴毛会让气味得到有效增强，因为它吸收并雾化了身体的气味。对于个人而言，是为了性气味信息的传递而保留阴毛还是为了性感做私处脱毛，完全由自己决定。不过，阴毛可不是古老的乱草，除了传递性气味信息外，还有其他重要功能。

阴毛有助于通风。阴毛可以让阴部保持干燥，否则阴部会很快变得潮湿、有霉味。可以说，阴毛如同一条天然纯棉内裤，它能让新鲜空气进到我们身体的私密部位，避免这里敏感的皮肤因为出汗而处于潮湿的环境中。

那么，到底是什么东西闻起来如此难闻呢？我们都知道，在我们的皮肤上有数以亿计的细菌舒服地生存着。皮肤上小型的细菌园可以让我们的皮肤保持理想的酸性环境。在私密部位，大汗腺会让此处偏碱性一些。在这种幽暗的环境中聚集起来的细菌，与光照充足的干燥手背上所聚集起来的细菌是不同的。

这种私密部位的气味被浪漫主义者称为"爱的味道"。然而，晨起上完厕所后弥漫的可不是什么浪漫的味道。人们要勤奋地擦洗和沐浴才能让味道消失。然而这是徒劳的：每次洗完后，熟悉的味道很快又会卷土重来，因为大汗腺和我们的菌群会不遗余力地进行补充，让被香皂消灭的细菌重新恢复到之前的强度。如果我们不从外部进行干预，私密部位菌群一直保持着平衡，就不会有任何令人感到不适的味道。只有在用碱性香皂去清洗阴部，有益菌的生存环境遭到破坏时，才会出现难闻的味道。因此，这句话对阴部同样适用：肥皂用得越多越臭！此外，湿乎乎的卫生巾和以人造纤维为材料的内裤都是细菌的良好孵育箱。因此，建议最好还是穿纯棉的经典螺纹内裤，在私密部位使用温和的酸性洗剂（不含香料的合成表面活性剂）。

特别的环境

不仅外生殖器有特殊气味，黏膜也会散发出味道，不过这种味道闻起来很温和。如果味道异常，则很可能是严重问题的信号，不一定与卫生问题有关，而很可能是性病在作祟。性病不总是通过明显的症状（白带或灼烧感）来体现。因此，人们可能通过性接触感染这种疾病而不自知。宫颈涂片检查、尿液检查和精子检查都是诊断性病的重要检查项目。

很多女性备受阴道异味之苦。约 30% 的育龄女性会不时发现阴道有鱼腥味，还常伴随着发灰的白带。这并不代表她们患上了典型的性传播疾病，这可能是细菌性阴道炎的表现。这种情况，在身体压力大，尤其是在精液通过阴道或经血流出时特别容易出现。精液和经血都可以提供大量可供降解的蛋白质，可以将阴道的 pH 值从 4 提高到 4.5。此时，女性经历的是阴道自然菌群的变化导致的免疫失衡。阴道 pH 值过高，有害病原体增殖并分解蛋白质产生腐败物质，这就是鱼腥味的来源。这种腐败物质就是在第 1 章中提到过的尸胺。

为了保持健康的酸性环境，阴道需要大量的乳酸杆菌，即杜德林杆菌。它们在阴道中每天可产生多达 18 毫克的乳酸，也产生过氧化氢，这些物质与细菌素一起形成了一种天然抗生素。这种酸性环境，可以通过多种途径对病原体产生毒性并将其杀灭。如果个别顽固的病菌在这种酸性攻击下幸存，乳酸杆菌则会在阴道壁上筑起一道生物屏障，这样，所有有害病原体就都无法在阴道黏膜上定居了。

尽管如此，即便在健康的阴道中，仍然会存在从皮肤或肠道中来的，或是跟着其他东西偷偷溜进来的少数潜在致病菌和酵母菌。但是，只有在杜德林杆菌减少及阴道防御力量也变弱的情况下，入侵的细菌或真菌才会造成真正的伤害。心理压力大、经期延长、使用抗生素和避孕药、吸烟和频繁更换性伴侣都会严重扰乱细菌间的平衡。此外，缺乏维生素 D 和肠道菌群失调也会造成这种情况。如果用水冲洗阴道，这便为所有细菌敞开了大门，因为水的 pH 值为 7，对于阴道来说碱性太高。因此，应该只用温水清洗外阴，而不要使用任何清洗剂。要小心地清洗所有的阴唇及其之间的皱褶，并将外部可见的黏膜分泌物和脱落角质清除干净。阴道有自洁功能，正常情况下，阴道环境可以保持动态平衡。但是，如果您用了阴道洗液、阴道喷雾或带香精的湿巾等产品去清洗或清洁阴道的话，则会打破这种平衡。

如果阴道菌群出现紊乱，则需要长期使用含有杜德林杆菌的阴道栓剂。同时，可以服用有治疗效用的阴道益生菌，这种益生菌会经由肠道到达阴道，让那里恢复平静和秩序，从而让气味好转。在阴道中放入酸性凝胶和维生素 C 也是有效的，虽然这很难有效对抗阴道内加德纳菌和阿托波菌形成的生物膜，但是可以快速消除难闻的气味。

只用抗生素是很难根治细菌性阴道炎的，这也是细菌性阴道炎病情反复发作的原因。只要难缠的病原体在阴道菌群中占据了主导地位，人们就很难摆脱它们。到目前为止，人们主要采用的是强化免疫系统的方法来治疗细菌性阴道炎，即重建酸性阴道环境和接种乳酸杆菌疫苗。目前，科学家们正在研究其他的治疗手段。研究人员希望使用无毒物质，如酶、抗菌蛋白、精油或丙酮酸乙酯等，来治疗细菌性阴道炎，以在不产生耐药性和副作用的情况下消灭令人讨厌的"生物膜制造者"。

虽然从理论上讲，阴道中的每种"生物膜制造者"都可以通过性行为传播，但和真正的性病不同，细菌性阴道炎并不建议同时对性伴侣进行治疗。再谈谈伴侣的问题。如果您是男性，觉得这些内容与己无关，那可就错了：男性也能感染加德纳菌，而且能产生让人感到恶心的味道。因此，我特别为您奉上了与男性阴部卫生有关的《男性特别篇》。

在这里我只说几句。男性会阴部同样有大量的黏膜，在这样舒适的环境中，大部分是好的微生物"寄居"着，有时候也会有病原体逗留。如果防御得当，经常用温水清洗，通常情况下是不会有问题的：用温水冲洗，把包皮往后移，冲洗，再把包皮恢复原位，搞定。之后稍微清洗一下阴毛，迅速穿上内裤。这样的定期快速清洗，能将私处的微生物打个措手不及。男性阴茎上有很多厌氧菌，它们在空气不流通的包皮下生存。有研究表明，阴茎卫生健康状况不良者感染艾滋病的风险较高。做过包皮环切术的阴茎通风良好，这样的男性不容易感染艾滋病。

第 2 部分

如果性爱让我们发痒：
来自下面的 "百感交集"

第4章　男性特别篇

曾经的美好时代，人类也有阴茎骨，就像其他很多哺乳动物那样。大猩猩、狼、熊、海象和其他很多物种的雄性都有阴茎骨，海象的阴茎骨可长达60厘米，我们的直系祖先猿的则只有1~2厘米长，而黑猩猩只是在龟头里有一小节骨头，简直好笑。

可惜，进化让现代男性不再拥有阴茎骨，于是也就出现了勃起功能障碍这个话题。

为什么会这样呢？答案可能会让您感到惊讶——这或多或少和人类一夫一妻的生活方式有关。如今的男性不需要随时做好准备进行交配，不必像以前那样非常急迫地在竞争者到来之前让雌性受孕。在对于雌性的竞争中，阴茎骨是十分重要的，因为这能保证一发即中，在时间紧迫时也可能使雌性受孕成功。此外，我们祖先的阴茎骨还可以保护阴茎内的尿道免受机械损伤。

如今的一夫一妻制（或者一夫多妻制）使男性在一段关系中可以对伴侣的持续存在感到安心。他有足够的时间达到性兴奋，而不用时刻担心邻居会过来抢走他的老婆。他可以在平静而和谐的状态下完成性交。

一夫一妻制还有一个好处，那就是男性不会持续不断地在各处传播性病。在石器时代，通过性交传播的疾病会传染整个部落，并可能使部落濒临灭绝的困境。

不过，如今男性没有骨头的阴茎在必要时也必须持久坚挺。所以，男性需要某种液压装置来完成"活塞运动"。如果成功挺立起来，这会唤醒女性的原始欲望：这个男人是健康的，可以和他生孩子。如果阴茎没有正常挺起可不太妙，从生物进化的角度看后果更严重些——繁衍后代这一事件就不会发生。

女性此时可能出于安慰说出这样的话："这事儿会发生在所有男人身上。"当然，这在科学上也是可以被证实的。几乎所有男性都会遇到这样令人不爽的时刻，所以其实不需要太担心。只有当不举的情况在 6 个月内反复出现，在 70% 的性交过程中会形成障碍时，才需要进行医疗干预。但是，在仔细研究勃起功能障碍前，我们必须弄明白在勃起时究竟发生了什么。

勃起是心灵的法杖

如果想让阴茎如同充气城堡般立起来，以足够的硬度挺立，前提是人要很放松，这时才会有很美妙愉悦的想法和令人兴奋的感观刺激。触摸阴茎和皮肤上的敏感区域会刺激脊髓下端的勃起中枢，那里的传出神经会把这种刺激信息通过神经冲动的形式传递到阴茎，其中起作用的就是之前提到的副交感神经。副交感神经是自主神经系统的一部分，参与内脏活动和血液循环的无意识控制。副交感神经可不能随随便便地被视为"休息"或"放松"神经，它可是负责身体能量储备、身体放松、消化和血管扩张的。

生理反射是显著受大脑影响的。如果气氛美妙，性冲动就能继续发出；但如果存在压力或其他干扰，阴茎可能就难以一展雄风了。如果信息传递一路绿灯，阴茎海绵体内的微小血管充血，阴茎就会像海绵一样涨开。这个过程需要一氧化氮作为信息传递的使者，而左旋精氨酸是生成一氧化氮的原料，后者可通过使海绵体动脉平滑肌松弛而使阴茎血管扩张，从而使阴茎勃起。如果人们明白了这一点，就自然会懂得，任何影响血管质量的因素，如超重、高血脂、高血压、吸烟、糖尿病或压力过大等，都可能导致阳痿。包括肾上腺素和去甲肾上腺素在内的已知的应激激素是真正的杀手，它们会让血压升高、心跳加快、阴茎无法勃起。

　　如果一切按计划进行，兴奋时，阴茎的海绵体白膜就会被充血的海绵体所撑起。这就像充了气的轮胎气压升高一样，阴茎会以一种很有冲劲的向上的姿态抬起，而且变得很硬。血液通过受

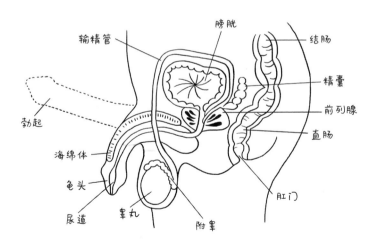

阴茎和勃起

膨胀的海绵体压迫的白膜下静脉回流的速度变得很慢，因而阴茎可以长时间保持坚硬。凝血功能障碍、神经系统疾病、肿瘤、阴茎损伤以及使用可卡因等，均可造成阴茎中的血液凝结成块，继而导致阴茎异常勃起。这听来好像是件值得高兴的事，但实际上却非常痛苦而且危险，更别提什么欢愉的感受了。

副交感神经兴奋会使尿道球腺分泌"欢愉之液"——尿道球腺液。它就像清道夫，可以消除尿道中因尿液残留而造成的酸性环境，更有利于精子通过。此外，"欢愉之液"对于阴茎进入阴道是理想的天然润滑剂。不过，尿道球腺液中可能含有上次射精残留的精子，甚至是很久之前留下的，所以即使在真正射精前戴上了避孕套，伴侣也可能怀孕。

此外，副交感神经在人拉肚子和呕吐时也会格外活跃。那些狼吞虎咽吃饭的时候突然勃起的人也许会认为，食物真的会让人感到幸福。其实，这只是连带反应而已。

随着对龟头的机械刺激的增加，交感神经被激活，成为副交感神经的有力对手。脊髓的射精中枢会在某个时间点发出"警报"，进而附睾、输精管、前列腺和精囊的平滑肌会无意识地收缩，尿道被绷紧，会阴肌肉有节律地收缩，促使精液排出。与此同时，心跳和呼吸会加快，瞳孔放大，汗液排出，肌肉变得僵硬。性高潮后，一切回归常态。此后，性反应短时间内不再发生（进入不应期），身体开始逐渐复原。

男人还在什么时候需要勃起呢？比如想展现男性雄风的时候，就像我的一个病人来就医时那样。在就诊时，那位病人向我展示了他阴茎上的皮疹。我用放大镜仔细观察了一下，告诉他这没什么可担心的，这只是一个良性的浅表性角质增生或者脂溢性角化病，或者一个小结节，就像难看的老年疣而已。他已经看过另一个医生了，但他对我的结论仍然表示怀疑。"你一定是看得不够仔细。稍等……"他说，"我努力一下，你再看看。"没费太大力气，他的阴茎就变得挺直，上面的皮疹展开来，准备好了被再次仔细检查。即便如此，那个皮疹还是原来的样子。

小朋友，又怎么了

如果暂停之后，阴茎没反应了怎么办？就算怎么刺激也硬不起来了怎么办？这种勃起功能障碍随着年龄的增长而逐渐增多：大概 4% 的 30 ～ 39 岁男性会遇到这样的问题，而 70 ～ 80 岁的男性这一比例高达 50% 以上。根据粗略统计，40 多岁的男性中，约半数的勃起功能障碍都是心理原因造成的。压力大、生物钟紊乱、繁忙和焦虑都会对阴茎的"情绪"产生影响。如果抑郁、焦虑和过度劳累等应激导致交感神经过度兴奋，副交感神经就毫无机会，当然也带不动"小弟弟"了：当你竭尽全力做完前戏，压抑已久的欲火快要焚身时，"小弟弟"却大煞风景地罢工了……

力量、阴茎大小和持久力是男性自我认同的几大要素。"硬不起来"对男人来说是奇耻大辱，更是难言之隐。那些与性功能障碍抗争的人可能远比统计数据中的要多。有的人会以预防性检查为借口去看医生，其实是想了解如何更好地勃起，或者索性为了勃起想办法让医生开处方而得到"大力神药"。

不管是病人还是医生，对待勃起功能障碍都必须要谨慎和耐心，而且要尽可能保守处理。对于女性来说，在男伴阴茎不能勃起的情况下最好也要柔和地作出反应，让伴侣放松，这样男性才能重振雄风。如果女性做出了相反的举动，对男性大举施压，那么压力会越积越多，阴茎重新变得坚挺的可能性就越来越小。更为糟糕的是，男性的心理压力会使他对下次性生活产生畏惧心理。如果出现这种情况，长期不能勃起，那就要去看医生，尽量找到原因所在。勃起功能障碍也有可能是严重疾病的警告信号，因为不是所有的情况都是因为压力或睾酮不足导致的，它也可能是冠心病的早期症状或者糖尿病的并发症。

当然，保险起见，泌尿科医生会查找影响阴茎勃起功能的神经损伤或与激素失衡相关的器质性疾病。药物也可能造成阴茎勃起无力，例如治疗高血压和精神疾病的 β 受体阻滞剂。此外，勃起组织损伤或前列腺肿大也可能导致勃起困难。勃起功能障碍最常见的器质性原因是血管病变，所以勃起功能障碍也是心脏疾病或血液循环障碍的重要指征，吸烟者、糖尿病病人、酗酒者、超重人群、脂肪代谢紊乱以及缺乏维生素的男性尤其危险。因此，要定期做全面的血液检查，查清各项指标是否正常。如果血同型半胱氨酸水平太高，则会损害血管并增加患高血压、心脏病、血栓、卒中和痴呆症的风险，还会增加勃起功能障碍的发生风险。通过服用叶酸、维生素 B_6 和维生素 B_{12} 可以降低血同型半胱氨酸水平。有趣的是，规律的性生活（每周至少 1 次）也可以降低血同型半胱氨酸水平。所以，性生活能让人变得健康！

"硬不起来"，毫无"性"致，该怎么办

就像其他很多情况一样，改变不健康的生活方式对于勃起功能障碍也是最佳解决方案。要减轻压力，多运动，健康饮食，最重要的是坦然面对这个问题，在长时间不举时要去看医生，以排

除或治疗勃起功能障碍背后的严重器质性疾病。那么，几乎在所有八卦杂志上都大受吹捧的那些神药管用吗？人们总能在八卦杂志上看到一些满脸堆笑的老人的照片，他们看起来信心满满，旁边的加粗标题往往是："勃起困难？助您持久的有效药物！"这些广告大力宣传的往往都是一些顺势疗法药物、草药和膳食补充剂。虽然这些东西没什么治疗功效，但因为多数勃起困难的情况与害怕失败的心理因素相关，因此，很可能只吃些保健品甚至安慰剂就能起效。对药物效果的信任（虽然压根没有）真的能"治疗"勃起功能障碍，有 30% 的人甚至只服用安慰剂也有效果。

之前提到过的左旋精氨酸多数情况下是有效的，它可以以超过每天 1000 毫克的高剂量服用，左旋精氨酸可以改善在兴奋状态下阴茎动脉的充盈情况。泌尿科医生最爱开万艾可（伟哥）一类的药物，它们的有效成分为西地那非、他达拉非、伐地那非或阿伐那非。这些药物，有的可以在性行为前即刻服用，有的可以以较低剂量每天使用，如他达拉非的用法为每天 5 毫克，并以 20 毫克的剂量作为"周末药丸"加量使用，这种成分在血液中的半衰期很长，可以抑制性兴奋相关酶的分解，从而让有效勃起时间延长。顺便说一下，洋葱和大蒜会在生物体内释放出天然"伟哥"——硫化氢，它可以降低血压并扩张阴茎动脉。

如果阴茎在夜间活跃，到了早上依然挺立，但在做爱时却罢工了，对于这种情况，伟哥是特别适用的，因为勃起困难不是机能原因造成的。

目前还有一种全新的治疗方法，只是还没有全面推广，即高能脉冲疗法。这种疗法首先在性无能的小白鼠身上做了实验，结果它们的阴茎通过小的脉冲波而勃起。之后，这种疗法又在阴茎弯曲的病人身上取得了成功。阴茎弯曲病人，其阴茎顶部的组织呈现板状或结节状僵硬，这种疾病会导致病人性生活障碍或性交疼痛，但其病因目前尚不明确。就像整形外科中通过振动的方式来放松疼痛的肌肉一样，阴茎弯曲也可以用轻柔一些的类似方式来治疗。对于病程在 6 ～ 12 个月的阴茎弯曲，这种治疗方法效果极佳。多数病例，连续 5 周、每周 15 分钟的治疗就能解决问题，让阴茎重新变直。不用担心，高能脉冲疗法一点也不疼。目前普遍认为，这种疗法是通过改善结缔组织的弹性而起作用的，同时对促进血液循环和改善勃起功能也有益。因此，对于勃起出问题的阴茎来说，这是一种值得尝试的方法。

使用或放松：勃起训练

用进废退，这句话也适用于阴茎。如果疏于训练，会容易出现勃起功能障碍。海绵体的 1/3 是与男性的盆底肌连在一起的，因而通过训练盆底肌就能够控制海绵体的硬度，如此一来，因性兴奋而充斥于阴茎动脉中的血液便不会很快通过静脉流出，让海绵体重新空空如也。在女性的盆底肌训练中，训练者常被要求收紧阴道，将骨盆底部想象成一部缓慢上升的电梯，从最底层上升，到第二层、第三层，最后到达第四层（最内层），如此循环往复。男性在做盆底肌训练时，则可以把阴茎想象成一个挂件，只要"有意识"地将阴茎的顶部收紧即可。您可以试一下这个简单的练习，效果是非常好的。此外，在运动康复中常常被提到的电刺激疗法也可以应用于此，放置在会阴和阴茎上的小电极可以训练盆底肌的力量，从而刺激阴茎的肌肉细胞和相关神经，改善爆发力。勃起功能正常的男性也可以采用此种疗法。电刺激疗法效果很好，有时甚至能让病人免于就医。通过练习普拉提或瑜伽，或者在医疗器械上进行盆底肌训练，对于男性和女性均有提高盆底肌力量的作用。

您还应该时不时地调调情。我们可将其称为"预防性调情"，这样可以使您的睾酮水平即刻上调。定期输送氧气对于阴茎来说是长生不老药。我的意思可不是让您每天都把裤裆的拉链敞开，让您的"小弟弟"呼吸新鲜空气。阴茎是通过涌进海绵体动脉的新鲜血液来获取氧气的。如果阴茎长期不使用，此处的血氧含量就会很低。如果突然打开洪泄闸，新鲜的富含氧气的血液涌入海绵体，此处的局部神经和组织便得到了滋养，情况会瞬间改变。如果没有性伴侣，也可以定期用手为海绵体提供额外的血氧供应。如果您对它好，它也会自主进行训练，给您的回报是每晚 3 ~ 5 次有力的勃起和第二天早晨的容光焕发。因为它知道，清醒的时候随时都有可能用到它，因此它必须保持健康状态！

不知您是否了解，每周射精 5 次可以有效预防前列腺癌。虽然目前对此尚无严谨的科学研究，但女性对此意见一致：新鲜的精液更容易接受，无论是黏稠度（稀或稠）还是味道（咸的，有栗花或伏牛花的香气）。尽管这与虔诚的宗教信仰背道而驰，但在医学上是绝对可取的。如果想改变精液的味道，吃新鲜的菠萝并喝大量的水应该很有帮助。

有些男性从未品尝过自己的精液，无论是自己还是在与伴侣做过之后。有些人在口交并射精后不愿意亲吻自己的另一半，因为他们觉得伴侣的嘴唇上很可能残留着精液，这让他们觉得很恶心。不知道这种反感是否是性教育不足导致的：认为如果不是为了传宗接代，这种咸咸的液体就是邪恶而不道德的。如果只是因为味道怪异，按理说女性也会觉得恶心。伴侣关系的维护永远都是十分重要的。如果男性和自己的阴茎和谐相处，关系亲密，那这位男性也不会由于心理压力而出现勃起问题。因此，每个男性都应该给自己留出自慰的时间，这几乎是一个必选项。那些自慰会引发失明或脊柱萎缩的传言都早已被辟谣了。如果您偶尔尝尝，您就能了解和记住自己的味道了，随着时间的流逝，您会确信：是，这就是我，可口又惹人爱。

阴茎的紧箍咒：包皮

虽然包皮的德语名听上去像一朵娇嫩的花，但实际上它却是令人很困扰而且让人感到束缚的东西。众所周知，包皮有不同的长度和形状，正如同它包裹的阴茎。如果温柔点儿说，有些人也会把它们形容成"短袜"或"边角料"。包皮的存在是为了保护敏感的龟头（原始人在狩猎时只穿着缠腰布，包皮的存在使得尖利的野草不会划伤他们的龟头）。此外，包皮也可以成为其所有者或其他参与者的玩具，当然前提是多余的部分没被割掉。

通常情况下，到了 6 岁时，未割的包皮会开始变紧，包住龟头，仅留出一个小口。这背后的进化意义是，我们祖先的孩子以这样的方式来保护龟头。有趣的是，研究者在每平方厘米的包皮上只发现了 2 个触觉小体。相比之下，指尖上的触觉小体数量却高达每平方厘米 150 个，而且每个的大小是包皮上的 5 倍。大约从 15 岁开始，包皮的敏感性随着性行为的增加而急剧下降，触觉小体甚至也变得更少了。这时候，包皮变得有弹性并且更长，这样它就可以毫无障碍地从龟头上扒开并回推。95% 的 16 岁青少年在这方面毫无问题。但有时候包皮会过紧，在青少年成长过程中变得狭窄，人会感到紧绷和疼痛，甚至无法正常排尿，包皮水肿得如同水弹气球，若发生持续感染，通常还会伴随着红肿或渗出。无弹性、发炎的包皮有时候在拉到龟头上方后再也无法推回，这种情况下，龟头会被牢牢勒住，甚至会导致缺血坏死。如果发生这样的情况，要赶紧去看泌尿科医生。

如果只是轻微的水肿、狭窄，可以采取保守治疗。医生会给病人开约 4 周用量的强效激素药膏，如氢化可的松软膏，以抗炎并软化皮肤。如果出现感染迹象，可以使用抗生素、抗真菌药、精油，也可以进行抗菌消炎的阴茎浴。和女性一样，男性也可以通过用有益菌来改善肠道菌群从而控制下体感染。和应对其他身体问题一样，注意血液中的营养素（维生素、微量元素和脂肪酸）水平是非常必要的。糖尿病病人必须要好好调节自己的血糖，吸烟当然是要禁止的。顺便说一句，对待脆弱的包皮不能过于粗暴，特别是在之前受过损伤的情况下，否则可能造成机械性撕裂并产生瘢痕，导致情况进一步恶化。这种情况很可能发生在激烈的性行为中，部位通常在阴茎韧带的下端。如果所有的保守治疗方法都无效了，那就必须采用手术来割除包皮。

"啪嗒"一下，掉了：割包皮

非疾病原因而做包皮环切术一直是个备受争议的话题。有关是有包皮还是没有包皮的人性能力更强、哪种是更好的性伴侣的理论和说法很多，但大部分研究表明，两者之间其实没有大的差异。这个结论对于因为包皮过紧或因发炎而引起狭窄需要割包皮，因而为自己的未来感情生活感到担忧的男性来说特别重要。

对男性在行包皮环切术前后情况进行对比的研究表明：割完包皮后，男性在性功能、性生活感受、性生活满意度或性欲方面没有任何变化。从主观上看，大多数人认为术后性生活更和谐了，只有少部分人认为性体验变差了。而单纯从科学角度讲，无论是性功能还是性乐趣，割包皮前后都不存在显著差异。或许割包皮对龟头的敏感性没有影响。而且有趣的是，不管是否割包皮，龟头的敏感性都在性兴奋时有所下降，这可能是因为我们都想拥有无痛的性生活吧。有包皮的男性，其阴茎在做爱时较不敏感。此外，大自然还给男性在龟头中设置了"奖励系统"，它们会觉得温暖的地方比较舒适。其可能的意义是，阴茎认为阴道中的环境很舒适，对这里很喜爱，因此要立起来探索。而当阴茎再次感受到这种舒适的气氛时，它就明白了：这是我该待的地方！大自然就是以这样秘密的方式促进繁衍的。

很多女性认为，割了包皮的阴茎格外美观，而且比较卫生。但是，即使干净的未割包皮的阴茎上的微生物群很强劲，它也是很卫生的。毕竟，女性应该意识到，自己的私处也不是无菌之地。幸运的是，有很多研究表明，包皮环切术后的男性在性传播疾病方面患病风险较低。包皮的存在并不代表不卫生，只是若感染发生可能会持续较长时间。作为医生，我仍然认为包皮是自然赐予男性的一种有用的配置，存在即是合理的。包皮环切术现在是并且将来仍会是一种不可逆的手术。此外，和其他所有手术一样，包皮环切术可能会导致并发症。

就让阴茎做自己吧

我的一位病人求医问药很久了，但是毫无效果。他非常担忧，因为他的龟头病了。它特别干燥，起湿疹，红肿，而且在性生活之后特别痒。对他来说，这真是个大问题。他 25 岁，有固定的性伴侣。我的同事为他做了全面的性病检查。毕竟他的女朋友也陷入了怀疑之中，在亲热之后抱怨越来越多。可是所有的检查结果都无异常。尽管如此，这个年轻人还是用了各种抗真菌药、抗生素、单宁和可的松软膏、锌糊、阴茎消毒液和橄榄油清洗剂进行治疗。有医生建议他要更注意卫生：要彻底清洗阴茎，性爱后也是，之后彻底晾干。是的，您没看错，他几乎尝试了所有治疗感染的方法。但恰好相反，问题正是由于龟头破损、被过度护理、过于干燥造成的，这让人沮丧而无助。

由此我们得出结论，应该让好东西留下来。每天，在淋浴时拉起包皮，仅用温水清洗包皮褶皱，不要用沐浴露。晾干或者将包皮抽回的阴茎甩一甩，直到把水甩干。此外，在性生活之后，先舒服地躺一会儿，不要急着跳起来去洗澡，而是让分泌物自己干燥。这样可以让人体自身分泌的"阴茎护理液"发挥作用：当含有油脂的包皮垢再次润滑该区域时，黏膜的保护性菌群会立刻得到再生。一旦停掉用肥皂彻底清洁阴茎油脂的习惯，您就会发现：4 周之后，阴茎重获新生，所有的疾病迹象都消失得无影无踪了。之前，女朋友仿佛"有毒"的阴道忽然又成了美好的温柔乡。

修复并非总是如此容易。如果连这样做也没用了，那么割包皮或许可以解决这个问题。值得注意的是，如果您长期存在类似症状，经过治疗仍无法痊愈，那么为了安全起见，您可以取少量的组织样本进行病理学检查，这样可以确认是否有别的病变没被发现。

两个小睾丸：蛋挨着蛋

大家经常谈阴茎，却很少提到睾丸。睾丸可是很有料的。以下是几条有关这个长期被忽视、总是沉默的附属物的一些硬核知识。我很确定，这里面有很多了解睾丸的人也不太知道的新鲜事。

形状：卵形。

质量：每个睾丸重约 20 克。

大小：和李子差不多大。睾丸的体积可以用 B 超仪，也可以用简单易用的睾丸测量计来测量。睾丸测量计是一种在链子上串着标注有数字 1 ~ 25（对应不同的睾丸体积）的木质或塑料的卵形珠子的仪器。成人的睾丸长度为 4 ~ 5 厘米，宽度为 2 ~ 3 厘米，体积为 20 ~ 25 立方厘米。如果手头既没有 B 超仪，也没有睾丸测量计，我们也可以用尺子来测量，然后通过以下公式进行计算：睾丸体积 = 长 × 宽 × 高 ×0.5。顺便说一句，两个睾丸很可能不一样大。

主要功能：睾丸是精子加工厂。一个精力充沛的年轻人的睾丸每秒钟可产生约 1000 个精子，每天的产量接近 1 亿个。为了完成如此巨大的工作量，每个睾丸都设有 250 ~ 300 个生产车间，生产管道总长达 300 米。为了让精子保持新鲜，睾丸被特意安排在身体的外部，这里的温度比体内低 2 摄氏度，是精子产生的适宜温度。在射入女性体内后，精子最长可生存 3 天。如果女性在这段时间与不同的男性发生了性关系，那么存活在女性体内的精子可能就说不清是谁的了。这种情况有可能比想象中的要少，因为圆锥形的龟头不仅可以像炮一样将精子射入阴道，还可以用与阴茎干连接的冠状后缘将女性上一个性伴侣遗留在此的精子刮出去，好让自己的精子独自拥有此地。顺便提一句，科学家们怀疑，这种需要不断产生精子和睾酮所带来的疲劳是男性的平均寿命要低于女性的原因之一。男性在此处耗费的精力要从别的地方补，"精尽人亡"的情况应该是真实存在的。据记载，没有睾丸过完一生的太监的平均寿命要比同时代的其他男性长 14 年。在大鼠和狗身上，这一点也得到了证实。最终可以让卵子受精的"优胜精子"从睾丸到女性身体中驻扎，走了一条漫长的路——可长达 7 米！精子通过摇动它的小尾巴前进，每分钟只能移动 3 ~ 5 毫米。令人感到高兴的是，射精可以在最重要的时刻给它们提供助推力。营养学研究显示，多吃富含 β - 胡萝卜素、番茄红素、左旋肉碱、硒、维生素 C 和维生素 E 的食物可提高精子质量。酒精会抑制精子的产生，导致不育。近几十年来，男性的精子数量一直在下降。科学家发现，在过去 40 年间，健康男性的精子数量减少了一半。芬兰男性的精子数量算是高的，在欧洲其他国家、北美、澳大利亚和新西兰，男性精子数量的下降趋势仍在继续。但是，南美、亚洲和非洲的男性则没有类似的坏消息。出现这种情况的原因目前尚不明确，有人认为，可能是增塑剂、毒品、快餐和香烟造成了这一后果，而口袋里的手机，一方面可使睾丸温度过高，另一方面可通过电磁辐射伤害精子。所以，一定要让手机和睾丸保持半米以上的距离！但是要注意，手机可不是什么可靠的避孕工具，千万别不用避孕套而去盲目相信"煎蛋手机"。

平均而言，每次射出的精液（2～6毫升）中有0.4亿～4亿个精子，每毫升中的精子量在0.2亿～1.2亿个是正常的。射出的精液不仅含有来自睾丸的精子，还含有精囊、前列腺和尿道球腺分泌的液体。此外，精液中还含有水、蛋白质、尿酸、果糖、脂质以及一些维生素和柠檬酸，还含有能使子宫收缩的激素。一次射出的精液量可提供约5卡路里[①]的热量。

活动度：睾丸位于阴囊中，在精索的上方悬挂着。为了节约空间，左侧的睾丸大部分情况下比右侧的睾丸要低一些。虽然这看起来有点无序，但是这种构造是有益的，要不然坐着和走路的时候叉开腿的幅度会很大。不过，错落的悬挂构造也带来了一定的风险，即可能发生睾丸扭转。这种情况是一定要挂泌尿科急诊的，因为睾丸的血液供应会突然中断，睾丸可能发生急性缺血甚至坏死。左侧睾丸较低的另一个原因是，自胚胎发育以后睾丸静脉的走向问题。右侧睾丸的血液直接汇入下腔静脉，即通往心脏的血液直通车。左侧睾丸的血液则会通过左肾静脉绕行。由于左侧的睾丸静脉是以直角汇入左肾静脉的，并且"水闸阀"（静脉瓣）很少，因此，血液回流入心脏会相对困难一些。如果血液淤积，则有可能出现睾丸静脉曲张。这种情况也必须进行治疗，因为积聚的血液会让睾丸过热，并持续抑制精子的产生。因此，亲爱的男性读者朋友们，请放弃座椅加热器吧，更不要长时间洗热水澡，也不要总跷二郎腿了。如果想当爸爸的话，请不要把笔记本电脑放在腿上工作。让蛋蛋自由摆动吧，这会让它们得到冷却，从而获得良好的生育能力。

---

① 1卡路里 ≈ 4.186 焦耳。

敏感性：为了防止男性气概不轻易在这个前线地带被破坏，睾丸配备了许多感受疼痛的神经纤维。如果睾丸被踢了一脚，疼痛感会深入身体内部。这可以通过睾丸在胚胎时期的位置来解释。在胚胎发育过程中，睾丸是从腹腔下降到阴囊内的。

睾丸提升：腹肌向下延伸包绕在精索和睾丸外，形成提睾肌。如果裆部周围忽然变冷，提睾肌则会出现自动反射，将睾丸向上稍稍拉起（提睾反射），这样能够更好地保护睾丸免受寒冷刺激，使精子的产生不受外界温度变化的干扰。此外，当原始人只穿着缠腰布外出打猎，杂草或树枝碰到大腿内侧，靠近敏感的阴囊时，提睾反射也会使提睾肌收缩，将睾丸向上提。告诉您一个秘密，女性对于提睾反射乐此不疲。她们喜欢轻抚伴侣大腿内侧上方的皮肤，然后享受那皱巴巴的阴囊连同其内容物（睾丸）仿佛被一双无形的手向上提拉的过程。

颜色：阴囊的颜色要比身体其他部位深一些。这是由于此处有大量的色素细胞，并且持续被睾酮和雌激素等性激素刺激。只有成年人在经历了性行为后，阴囊的颜色才会变深。偶尔会有病人要求把阴囊漂白成小男孩的生殖器颜色，他们不希望阴囊呈现成熟的深棕色。

衰老：50 岁以后，睾丸会变小，其生产的精子数量也会相应地变少。此时，阴囊的皮肤会变得松弛，可以称为真正的"老东西"了（在这儿可不是骂人的话）。

"蓝蛋"：这有时被称为"骑士之痛"。有些男性会在性高潮时，因为想讨女伴的欢心而刻意遏制射精，此时血液会淤滞在睾丸中，这可能会让睾丸变成紫蓝色，还可能让睾丸和腹股沟疼上好几个小时。最好避免这样的情况发生，不要半途而废，应该有始有终。只享受当下的快感吧！

自我检查： 正如乳房自检是成年女性必不可缺的健康检查项目一样，在洗澡后对睾丸的自我检查也应该成为成年男性的必行仪式。尤其是 20 ~ 40 岁的年轻男性，应该用手指轻触睾丸，仔细检查睾丸表面是否光滑、质地是否饱满。因为睾丸肿瘤的生长通常是静悄悄的，不疼不痒，不仔细检查很难发现异常。如果单侧睾丸肿胀，这很可能是睾丸癌的先兆，当然也可能是其他问题导致的。这里得提一句，使用大麻是睾丸癌的危险因素之一，因为和大脑一样，睾丸上也有大麻受体。

第 5 章 天哪，来了：
女性性高潮

男性读者们，请不要走开，虽然我们要讲的是有关女性的事，但是您看了也一定会有收获，我发誓！

不管是和别人还是靠自己，有没有借助工具，人们喜欢竭力在性爱中达到高潮。对于男性来说，这是繁育后代的前提。对于女性来说，这是大自然给予的额外福利，其作用只是获得性的欢愉。虽然女性拥有唯一的纯粹是为了获得性快感而存在的器官——阴蒂，但荒谬的是，比起男性的性欲望，女性的性快感却是个禁忌话题。

在现实世界中，女性为了能受到平等对待而长期抗争，并且仍在持续抗争中。女性的性欲望似乎成了某种令人恐惧的、受威胁的、难以控制的事情，因此，人们对这件事三缄其口，或者进行限制，很少鼓励女性去寻找、唤醒或发现这方面的内在想法。几乎在各种文化中，男性都被强烈呼吁要克制本能和性欲，而女性的性欲望和以性为乐的想法则被视为邪恶。

但探索自己的身体是值得鼓励的。因为如果不释放，就会有更多的东西积压在内。去看，去玩，去惊叹吧！这对于很少获得高潮体验的女性来说尤为重要。虽然这方面的研究结果仍未明确，但一些研究表明，高达 67% 的女性有性高潮障碍。原因有可能像男性一样，是身体、心理或技术方面的，但最主要的是社会文化方面的。那些没有受过性教育，不知道如何感受自己的身体，也无法自由拥有性幻想的女性很难获得性快感，因为很多时候这是被视为不妥当的。那些因性欲而产生压力的女性更会陷入恶性循环。毕竟每个女性都知道那些用来羞辱"荡妇"的污名，因此，即使毫无快感，很多女性也会假装高潮，并且努力地发出呻吟。当然，没有高潮的性也可以很美好，但是如果一直都没有呢？毕竟在高潮时，有几个大脑区域十分活跃，神经递质的小火苗也会着得旺旺的。从科学上解释，在多巴胺、5- 羟色胺、去甲肾上腺素、内啡肽、甲状腺激素、催产素、催乳素、睾酮和雌激素的共同作用下，可以产生如同注射海洛因的效果，可以形成迷幻、意识改变的感觉。从纯机能角度来看，合适的时间和正确的节奏扮演着重要的角色，而这又必须以参与者有相当的性知识为前提。

　　自己能达到高潮，但在和伴侣时却不能的各位，你们已经握了一手好牌。与伴侣聊聊性幻想和愿望，虽然第一次的时候会有点尴尬，但这对下一步却是十分重要的。女性达到性高潮的方法有很多种，手淫、口交、插入或借助性玩具都可以。有些人需要特定的气氛才能达到高潮，而有些人则在做春梦或者牛仔裤太紧造成摩擦或压迫时就能达到，更有甚者，她们在憋尿时就能达到性高潮。是的，这个世界就是这么不公平。

女性和男性的性反应四阶段模型

　　就像每个人都不完全相同一样，高潮也是。尽管如此，科学家威廉·豪威尔·马斯特斯和弗吉尼亚·伊夏尔曼·约翰逊还是在 20 世纪五六十年代研究了人类的性行为，他们更正了很多陈旧的观念，尝试从科学的角度将性反应划分为四个阶段：兴奋期、持续期、高潮期、消退期。

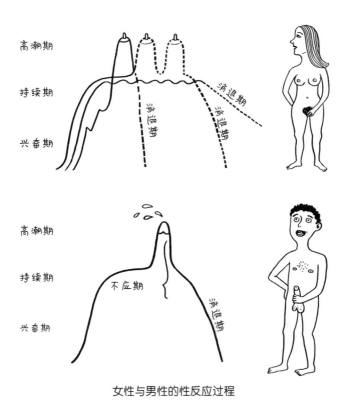

女性与男性的性反应过程

一开始，兴奋感会持续上升，到达某个程度后，兴奋感会自动提升，直至达到顶点，然后骤然消退。对于男性，消退期即不应期，这段时间不会再有新的高潮。但是，女性则还能在这个阶段再次出现高潮。

这四个阶段的持续时间因人而异。科学家认为，男性的反应周期比较固定，基本都差不多，其时长是可以计算的，兴奋得越快，消退得也越快；女性的持续时间和强度则差异很大，而且由于女性可以多次达到高潮，也就是说，不应期是不存在的，消退期持续时间较长，女性可以在敏感的情况下再次达到高潮。另外，性经验丰富的女性与持久的男性到达高潮要比性经验较少的女性更容易。可以说，这方面也需要熟能生巧。

科学研究表明，女性在性高潮时感觉十分强烈，其他的感观则暂时受到了抑制，就如同那句名言所说："我来了，我也迷失了。"性高潮消耗了大量的热量，并且调动了全身：呼吸、心跳加快，血压升高；骨盆和臀部收紧；乳头挺立而且肿胀，仿佛它们也想和生殖器做同样的动作；皮肤表现为性潮红，即接近皮肤表面的血管充血，并可能伴随有出汗；肌肉绷紧，脸上可能呈现奇怪的表情。很大程度上，性爱中的表情是很难自己控制的，这就是为什么观察性爱中的人的表情是非常私密的事情的原因。

男性的生殖器在性爱过程中会发生显而易见的变化，所以是最为人所熟知的。但女性的生殖器同样甚至更加活跃。通过性刺激，神经冲动传入海绵体，大阴唇张开并让外阴中的阴蒂露出。与男性阴茎类似，血液会积聚于此，小阴唇会扩大到平时的 2 ~ 3 倍，大胆而诱惑地从外阴中探出。阴蒂也通过海绵体膨胀。它们往耻骨方向延展，之后，在性交过程中阴蒂不断被刺激。所有的皮肤和黏膜此时都变成了巨大的性欲区域，而血流的增加则让外阴从粉红色变成了鲜红色。

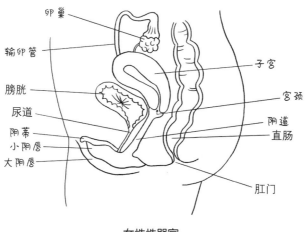

女性性器官

在兴奋开始后的 10 ~ 30 秒，阴道就变得湿润，腺体分泌增加，分泌物大量排出，这是让阴茎能顺利进入的真正生物润滑剂，也能让阴道的 pH 值降低，让精子存活更长的时间。斯基恩氏腺在这个过程中扮演了重要的角色。我们可以在尿道口及阴道前壁的黏膜中看到其微小的开口。这种腺体在性爱过程中会让阴道口变得湿润，从而让阴茎更容易进入。在适当的刺激下，有些女性会从这种腺体中产生很多的分泌物，与大量的液体共同流出，这其中也混合了尿液。这种现象就是所谓的"潮吹"。

阴茎插入后，阴道会变长，外 1/3 会变得更紧，从而使其对阴茎的摩擦作用达到最佳水平（医生称之为"高潮平台"）；在深处，阴道变宽，为"到访者"留下位置，方便射精。高潮平台处在高潮时会跳动 3 ~ 25 次，时间最长可达 40 秒。如果想自己数的话：开始时一定要快，因为之后收缩的时间间隔不到 1 秒。

高潮时，宫颈会扩大并伸长，然后有节奏地在"精子湖"中蘸精子。为了提高受孕率，宫颈在高潮后还能伸长半小时。

此外，人们应该摆脱阴蒂和阴道都能出现高潮的错误认知。阴蒂可不仅是外阴前面的一颗小珍珠，而是壮丽冰山的一角，其中的感受器数量可达龟头的 4 倍。阴蒂是个长约 11 厘米的组织，前面通过阴唇，往后一直延伸到阴道，并在阴道前壁形成粗糙的表面，也就是所谓的"G 点"。这一切都是相互依存的，这也再次解释了为什么女性可以通过多种刺激方式达到高潮。无论是后面、前面还是中间，无论是轻柔还是强烈，无论是缓慢还是迅速，一切皆有可能。所以，乐趣是无穷的。

第6章 男性也应该关注月经话题

不久前，我看到一个墙面涂鸦，上面写着："战争是男人的月经——他们也想流点血！"

虽然我不同意这种解读，但我认为男性也应该对月经这种生理现象有所了解，因为他们的母亲、伴侣和女儿都会经历这件事情，这也会对他们自己的生活有帮助。也许我讲的东西能够减少男性在涂鸦上所表达的"对流血的嫉妒之心"，顺便也能降低一些男性的战争倾向，谁知道呢。这是我对世界和平作出的贡献，哈哈！

虽然世界上一半的人口在一生中要流血将近 3000 天，也就是大约 8.2 年，但月经在很多国家还是一种文化禁忌。在某些地方，月经期的女性被要求只能在特殊的月经房里待着，不能被触碰，也不能摸圣洁的东西，因为她们是不洁的。在很多贫困国家，女孩在月经期间不能上学，而是被强制关在家里，因为她们没有卫生巾可用。根据联合国教科文组织的一份调查报告，非洲撒哈拉以南地区有 10% 的女孩每年有 1/5 的上学时间因为月经被耽误。联合国儿童基金会的研究表明，南亚只有 1/3 的女孩在自己亲身体验之前知道月经是什么，部分女孩甚至认为这是一种病。缺乏对月经的讨论并将此视为禁忌而导致的卫生措施不足、相应物资不足和处置方法不当，真的是对年轻女孩的折磨。在印度，只有 12% 的女孩能够获得卫生用品，其他人只能用破布对付。

您可能会说，好吧，或许在非洲和印度是这样，但在我们这儿月经早就不是禁忌话题了。但我想问您一个问题：亲爱的女性读者们，当您在餐厅想去卫生间时，您能大大方方地在众目睽睽之下把卫生巾或卫生棉条从包中拿出来，然后像拿着时髦的饰物一样去厕所吗？当然不能！作为掩护，您得把整个包都拿到厕所去（无罪辩护：您的化妆品也在包里——"我去给鼻子补个妆！"），或者在没有同伴和其他目击者时半路偷偷地将卫生巾或卫生棉条从包里拿出来，然后迅速塞到裤兜里（也有一些女性把卫生巾或卫生棉条塞到胸罩里，她们这么做肯定不是想丰胸）。到了厕所之后，还要尽可能轻地把卫生巾的塑料包装给撕掉，以免隔壁间的女性听到声音。

是的，我们西方女性对待月经的话题也并不开放和轻松：大约 60% 的年轻女性对于提到自己的月经期感到不舒服。我们女医生对这个话题的态度也没什么不同。我们在工作时大部分时间穿白裤子。和其他女性一样，"姨妈"也会突然到访。算好了日子也没用，有时候它会不请自来（男性读者们，再坚持一会儿，你们的部分马上就到），有时候还是"哗啦"一大拨！我在诊所时，染着血的白裤子经常见，因为夜班会扰乱生物钟，而且长时间的轮班中也没时间去厕所。这时，只有匆忙套上白大褂才能避免在和男同事一起去巡诊时的尴尬。

医学杂志《柳叶刀》做了打破禁忌的尝试，把月经这件事摆上了台面：他们办了一个评选月经表情包的比赛。我想到的是一个表情看起来不太友好的红色血滴，或者脸是红色的卫生棉条。最后的赢家创意也很棒，是个上面有几滴血的白色内裤。

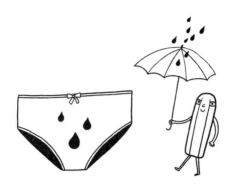

现在轮到你们了，亲爱的男性读者们！如果您看到一张照片，照片中，一位充满魅力的女性倚在床上，而她的裤子和床单上有明显的血迹，您会怎么想？啊？觉得恶心？Instagram（照片墙）就把这样的一张照片给删除了。在那之后，Instagram 成了女权主义者攻击的对象。

到底发生了什么

自从人类存在开始，性成熟的女性就要每 21 ~ 35 天（平均 28 天）经历一次月经，每次持续 3 ~ 6 天，每次的失血量为 60 ~ 80 毫升。第一次月经（初潮）一般发生在 12 ~ 15 岁。月经的终结（绝经）一般在 50 岁左右发生。在此期间，女性会经历 400 ~ 500 次排卵和经期。

只要女性开始来月经，就表明她可以生育了。但是这到底发生了什么呢？就算是专家，有时候也会在解释"出血"原理时打磕巴。子宫的形态如同一个倒置的袋子，其"袋口"（宫颈）很宽，通过阴道与外部连接。在"袋子"底部有两个角，左右各延伸出一条输卵管，卵巢与输卵管的末端相接触。平均 28 天，两个卵巢中的一个就会排出一个卵子。如果受精，这个受精卵就会嵌到"袋子"（子宫）的黏膜中。如果一切顺利，将会产生一个之后能成为婴儿的胚胎。如果没有受精（这是大多数卵子的命运），那它就必须得走了，它将与本来是为了让它安家而精心准备的子宫内膜一起离开。此时，月经被触发，卵巢分泌的雌激素和孕激素直线下降。一旦失去这两种激素的支持，子宫内膜的新陈代谢和血液循环都会受到影响，一切都陷入混乱，就像房东突然断了水和电一样。子宫内膜开始清仓大甩卖：所有东西都得出去！当然，不久后，货架上又会摆满新的商品。

为什么要如此大费周章地一次次进行子宫内膜的摧毁和重建呢？这个问题仍在探讨中。有一种理论认为，月经是一种卫生大清理，能把手指、舌头或者阴茎带来的所有病原体全都清理出去。另一种理论认为，这是一种对免疫系统的训练，以便为可能的怀孕做准备。因为到那时候，身体已经演练过了，拥有了具有代谢活性的组织。这是有必要的，因为对于免疫系统和内分泌系统来说，怀孕是最大的难关。另外，还有假说认为这种重建是在践行一种节能模式：未使用的组织被清出，这样身体就无须随时消耗能量了。还有一种解释是，月经周期中，在激素作用下的子宫内膜细胞改变了它们的形状，不能再与原来的结构良好贴合，所以就会脱落。

有关月经的污名和偏见

以上理论，无论哪种是正确的，显然都默认了这样的事实：月经是一个完全自然的过程，对于人类的繁衍是绝对必要的。但是，总有人认为月经是恶心、不卫生、不性感的。是时候为月经正名了！

月经不卫生？

这些每个月从女性体内流出的鲜血样物质到底是什么？是异物吗？真的不干净吗？真的是危险的吗？经血包含以下成分：水、蛋白质、脱落的子宫内膜细胞、免疫细胞、阴道液体、血液和阴道乳酸菌。经血与血液的主要不同之处在于，其中含有 385 种血液内不存在的蛋白质。经血是不凝结的，否则的话，就会在子宫中形成大的血块，导致宫颈被堵塞，从而阻碍经血流出。但是，有时候除了液体外，也会有血块流出，这并不是凝结物，而是混合着红细胞的布丁状黏膜结块。所以，经血是一种完全无毒且毫不危险的液体，至少不比一个身体健康的女性的血液危险。不过，如果这个女性患有艾滋病或肝炎，那经血也是可以像其他体液一样传播病毒的。经期的女性相对容易受到病原体的攻击，因为经血会破坏阴道的酸性环境。

难闻的气味是从哪儿来的呢？经血带有一点儿金属的味道。新鲜血液的味道其实是很令人愉悦的，只有卫生棉条在垃圾桶中待的时间过长，或者其使用者的阴道菌群发生了变化时，才会产生其他的味道。如果是后一种情况，这应该被视为警告信号，要尽快去看医生。

换卫生巾的时候是什么情况呢？亲爱的女性读者，您应该还记得我的问题：当您在餐厅想换卫生巾时，您会怎么做？事实上，如果您不用辅助工具，经血会沾到手上，而这用厕纸是无法擦干净的。这种情况下，经血会沾到厕所的门把手上、香皂台上和水龙头开关上。而下一个使用这些公共设施的人很可能一不小心就会碰到这些东西。

您不仅要在换完卫生巾后洗手，换之前也要洗！要不然，有害菌很可能趁机而入，给已经负担沉重的阴道带来困扰。顺便说一句：每隔几小时规律地换卫生棉条可以最大限度地降低由卫生棉条引发的感染风险。新潮的月经杯会增加致病菌感染的风险，尤其是不每次都将其进行煮沸消毒时，细菌会以生物膜的形式附着在杯壁上。简单的漂洗是绝对不够的！

来大姨妈了：经前期综合征和其他折磨人的东西

当女性心情不好，易怒或者沮丧时，大家都会说："她是不是又来大姨妈了？"这话可不只有男人经常说。那么，女性在月经期间心情不好的这种偏见是从何而来的呢？女性之所以有月经周期，要归功于卵巢产生的激素：在周期的前半段（从出血的第一天算起），雌激素占主导地位；在周期的后半段，即在排卵后，孕激素则占据了主导地位。据说孕激素与男性谈之色变的经前期综合征有关，而经前期综合征会让 30 岁以上的女性在月经来临前脾气暴躁或者攻击性很强。

目前，科学研究尚未明确哪些女性、什么时候以及为什么会出现经前期综合征。这似乎是神经冲动、激素和心理失衡综合作用的结果。对于某些女性来说，激素的周期性变化也可以通过糟

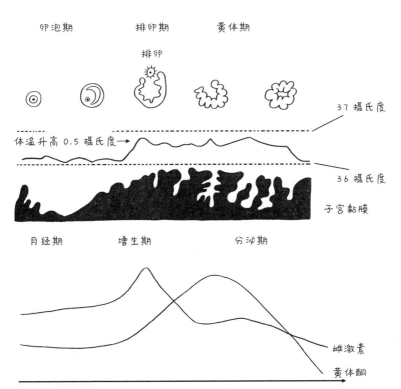

排卵与月经周期

糕的皮肤状态反映出来——冒出一颗痘痘（甚至很多）。其罪魁祸首是黄体酮。黄体酮的作用类似于雄激素，可刺激皮脂腺分泌，导致皮脂分泌旺盛，引发痤疮。这也是经前期女性略微显得有男性般攻击性的原因。

　　经前期综合征的成因据说也与经典的现代文明带来的罪恶（糖、咖啡因、酒精、尼古丁、运动太少）有关，也和自身或伴侣的压力有关。这是一个无法刨根问底的问题，也不是每个女性都会受到这个问题的困扰。

女性在这个阶段会有些水肿，而且会突然间增重——这也是导致经前期情绪低落的原因之一。乳房在此时会增大，更圆润饱满，这算是个安慰。幸福激素 5- 羟色胺在此期间分泌会减少，因此，作为补偿，女性对于巧克力的渴望会增加。这是一个只能在现代文明中观察到的现象。对巧克力的渴望、痤疮、糖尿病和超重在原始人那里是不存在的。原始人比我们流血的时间要短、量要少。

我们的身体认为我们仍然生活在石器时代，因此，在进化方面并没有作出太多改变。那时与现在相比，女性怀孕更频繁，哺乳时间也更长。正是因为现代的避孕方法，现代女性的月经量要比石器时代的女性多，因此也更容易遭受缺铁的困扰。对于血液中红细胞的产生，铁是十分必要的。那些经血量大或者月经周期短的女性容易因为贫血而面色苍白，并饱受头痛、脱发和皮肤问题的困扰。

偏头痛是经期对女性的另一种折磨。偏头痛不仅是不想做爱的常见借口，也是一种巨大的痛苦。这是由于雌激素水平快速下降引起的。偏头痛可能伴随着腹泻和胃痉挛，这让女性苦上加苦。大脑与肠道通过神经通路和信使物质的交换而紧密联系。某些肠道细菌会在其中掺和，因此，修复肠道菌群可能是一种有效的调理方法。

是的，经前期综合征确实存在，也有很多女性在月经期间情绪低落。但是，并非所有女性都会受到经前期综合征的影响。如果您存在经前期综合征，可以试着通过运动、性生活、健康饮食来缓解；如果特别不舒服的话，还可以服用解痉药和镇痛药。

月经期的女人不性感？

您属于哪种男性：您会在女朋友或妻子来月经的时候进行性生活吗？还是说这段时间您宁愿克制？

您属于哪种女性：您在月经期间还有兴致干那事吗？

亲爱的读者朋友，你们肯定各有各的爱好。有些女性认为，月经间的性爱是激烈的、可以缓解阵痛的和令人放松的。只有当伴侣喊出来"救命啊，太恶心了"，并在开始前逃跑时，才会让人扫兴。类似的是，无论伴侣有多么兴奋，但如果无法勃起，也是让人扫兴的。可以用避免接触经血的方法，或者插入吸水性好的海绵状物体，这样至少可以避免大面积血迹的出现。

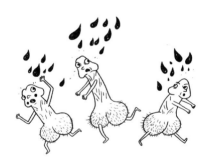

我对于经期性行为的看法是：每个人都应该按照自己的喜好去处理，无论男女。请使用能让床保持干净的工具，因为血蹭到纺织品上是很难清洗掉的。

不过问题依然存在：为什么月经成了一种禁忌？为什么女性要在外面掩饰自己处于月经期？很多专家对此进行了推测：也许

红色是一种警告信号，这是在警告会有危险发生；或者，这让人联想到受伤，这让敏感的男性不想把阴茎放到伤口上。心理学家分析，对于男性来说，经血可能会让他们立刻联想到危险。如果他们拒绝和处于月经期的女性同睡，认为这很尴尬，这可能有更深层的心理意义。如果他同时看到了自己生殖器上的血，可能会让他想到屠杀，并让他陷入恐怖的幻想中，可能最后幻想会升级到以为自己被阉了。

那么，男性对经血到底是怎么看的呢？我认为，所谓对月经的羡慕只是极少一部分人的想法。那些对月经期的女性恶语相向的小混混肯定不是那么想的："怎么称呼处于月经期的女警察？流血的牛啊！"

其实月经是一个两性都应该讨论的话题。让我们自由讨论吧！

不仅是月经，我们之所以成为我们，与体内的激素密不可分。激素是身体自有的信息素，它牢牢掌控着我们的身体活动。脱发、性爱、衰老、避孕、停经、更年期，乃至我们的心理变化，这本书中的所有主题都绕不开激素。那么，激素在我们的体内是如何起作用的呢？其实，激素都是服务提供商，它们听命于上级——间脑和垂体。如果血液中有足够的激素，它们就会减少对脑部的反馈。性激素是脂溶性的，很容易进入靶细胞，那里面有一种类似接驳车的东西在等待它们。它们坐在接驳车的后座上，进入神圣的细胞核，在基因组中直接进行基因对接并表达，使蛋白质的产生和激素效应得以实现。

口服药物、外用乳膏或者通过注射甚至放置节育器等使类似的合成激素进入人体，它们也会操纵细胞的遗传物质。它们会抑

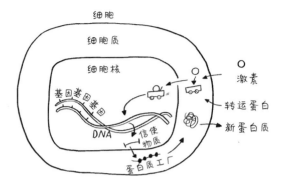

激素与蛋白质表达

制中枢的控制机制，并在身体各处起作用，如人体自身的激素一样。它们的作用类似天然激素，但它们却有天然激素没有的副作用。这意味着什么？请接着阅读。

第 7 章　避孕

男人很喜欢自己有阴茎这个事实，并且愿意让那些看起来大自然没有大方给予礼物的人参与其中。我指的不是男人喜欢进行阴茎大小的比较，而是说他们特别享受以此征服女人的感觉和性爱中的欢愉。但是，欢愉过后，他们就将责任抛到脑后，并且认为那是女人的事情。换种说法：男性带着自己的生殖器大摇大摆，但若是没有好好避孕，需要承担后果的却总是女性。

如今，男性可以结扎输精管。但这让一些男性在心理上难以接受。按我一个朋友的说法，这样他们就不能强有力地"射击"了。这种"狙击手"随时都可以用避孕套来避孕。但除此之外，避孕的话题主要还是跟女性有关。在德国，有 3/4 的性活跃人群使用避孕工具。首选避孕药（占 53%～55%），其次是避孕套（占 36%～37%），阴道避孕环和每 3 个月注射一次的避孕针分别占 2%，基础体温避孕法和通过检测尿液的排卵试纸法分别占 1%。男性和女性的绝育比例分别占 3% 和 2%，主要是 40 岁以上的群体。30～40 岁的女性更倾向于使用宫内节育器，目前有 10% 的避孕人群使用这种方法，且比例呈上升趋势。

幸运的是，避孕在现代社会中已经不再是禁忌话题。但是，哪种避孕方法对女性身体有影响，人们仍然避而不谈。特别是激素避孕法，它是对女性身体从生物学上进行的一种干预，因此需要仔细权衡利弊。然而，现实生活中，年轻女孩吃避孕药就像吃糖一样随意。很多人并不清楚，自己过去数年间的所作所为对身体以及心理的影响有多大。

激素贞操带：避孕药

避孕药要么是联合使用雌激素和孕激素，要么是单纯使用孕激素。通常情况下，其中所含激素是人工合成的。众所周知，避孕药是有副作用的，可能包括血压升高、动脉硬化、卒中、血栓形成和肺栓塞的风险增加、肝酶升高、某些自身免疫性疾病的风险增加以及乳腺癌的风险略有增加。但是，在病人教育中，医护人员通常仅会详细介绍血栓形成的风险——避孕药会使血液更快凝结。避孕药口服后，首先通过胃肠道，然后在肝脏中代谢。在这一过程中，凝血级联反应被触发，可能导致静脉中出现可怕的血凝块，如果血凝块脱落，可经血液循环进入肺部血管，引起可危及生命的肺栓塞，尤其在刚开始服用避孕药时这种风险非常高。那些停药一段时间后重新开始服药的人也要注意，再次服药和首次服药所带来的血栓风险是一样的。

避孕药的以上副作用已经广为人知并且为人们所接受，但其他一些副作用却未引起重视：少数女性会出现阴道干燥、体重增加、水肿、头痛、阴道真菌感染和膀胱感染，或者面部出现棕色色斑以及阴道出血。此外，某些含有人工合成黄体酮的药物会导致女性出现男性化特征，包括皮肤油脂分泌旺盛、毛孔粗大、粉刺、脱发和头皮屑增多等。

很多女性从青春期就开始服用避孕药了。避孕药也可以治疗月经紊乱和严重痤疮。对于一些妇科疾病，如卵巢囊肿或子宫内膜异位症，避孕药也有一定的治疗作用。但是，避孕药的主要作用还是让健康女性拥抱性自由，降低意外怀孕风险。就像很多避孕药广告中所说的那样，其目的是让性不掺杂后悔。但这通常需要付出十分高昂的代价：感觉、自发性欲望、贪婪、性冲动是男性本能的生理特性（即便服用激素类药物影响也不是很大），但女性却在这种药物的影响下无法有同样的感受。她们虽然有性生活，却需要有更强烈的驱动力。相比生理上的冲动，她们需要更多伴着爱意的冲动或更强的外部刺激来激发性兴奋。只有停止服药后，她们才能感受到无需任何外部触发的自发性欲望。制药业靠这些药躺着赚钱，但是却用这种药去抑制性冲动，而性冲动本该是这种药得以出现的原因，这不是很可笑吗？这是个事实，但以前没人告诉过您。

不服用避孕药的性生活和性快感与服药时的感觉完全不同，很多女性甚至会因此变得无精打采、性欲减退、沮丧、焦虑。避孕药本是女性性解放的象征，但却经常沦落为化学药物制成的"贞操带"。顺便说一句，正是因为存在像性欲减退和抑郁这样的副作用，人们才停止继续研发男性避孕药，因为阴茎无法勃起这一副作用可比阴道无法湿润要严重得太多了。

您知道吗？避孕药还能改变体味。服药的女性不仅自己的体味会变化，在闻性伴侣的味道时也会觉得感受不同。皮肤的气味和我们的气味腺分泌物是决定一个人身上气味是否好闻的关键。女性服用避孕药后，和伴侣有可能互相觉得很不顺眼；如果事情朝着另外一个方向发展的话，这一对有可能会结婚，并生育健康的后代。

当然，我们可以用含香氛的沐浴露、润肤露、除臭剂、香水或其他东西来"操纵"对方的鼻子。但是，在一个汗流浃背的晚上之后，一切用于掩饰的外部香味都消失殆尽了。有时，那个家伙会说："亲爱的，你昨天晚上的味道闻起来好像更好。"这是很让人扫兴的。想象一下，你们一起生活了几年，是时候要孩子了。您开始不再服用避孕药，同时也突然间闻不到之前的味道了。你们俩都感到惘然若失，不知道两个人之间到底发生了什么。他一直闻到的是服药的您的味道，而您也是用服了药之后的鼻子来闻他的。

激素对气味感知的影响有多大，怀过孕的人都知道。就算一个女性平时非常喜欢喝咖啡，她也有可能突然间觉得咖啡的味道令人作呕。而冰箱特有的异味、灶上的食物或者香水的味道都可能让人觉得恶心。那也可能会让您回忆起青春期的味道。

我不知道是否应该大胆提出"避孕药可能是当代人离婚率居高不下的原因之一"这样的结论。这并不是空穴来风。比如，在我做完了一个有关生育率骤降的主题演讲后，总会有小夫妻来找我。妻子说："这正是我们身上发生的事。我停药之后就闻不到他的味道了，他的体味也不再吸引我了。"而她老公则总是像贵宾犬一样在旁边默默点头。

作用机制和风险

避孕药向垂体发送信息，告知它体内已经有足够的激素，不需要继续生产了。简单来说，也就是卵巢不会受到激素的刺激，排卵进而被抑制，这与怀孕期间类似，高激素水平抑制排卵。

相比 20 世纪 50 年代的激素"炸弹"，现代的复方避孕药中所含的雌激素要少得多，所以人们称之为"微药丸"，而不含雌激素的纯孕激素避孕药则被称为"小药丸"。后者抑制排卵的成功率虽然只有 50% 左右，但它却能干扰子宫内膜的形态，让受精卵无法植入。此外，它还能使宫颈黏液变稠，增加精子进入的困难度。

各种避孕药的副作用差异极大：有的可使血压升高，有的可导致细胞脱水，有的可使女性出现男性化特征，还有的具有抗雄激素作用。因此，后者可用于治疗女性皮肤油脂分泌旺盛、粉刺、脱发、体毛过重或长胡子等问题。当女性体内雄激素水平过高或者细胞对正常血液雄激素水平过于敏感时，就会出现上述情况。抗雄激素的孕激素包括地诺孕素、醋酸氯地黄体酮、醋酸环丙黄体酮和屈螺酮。

然而，主要作用为女性避孕的一系列孕激素却会起到相反的作用，即和雄性激素睾酮类似的作用。服用这些药物的女性会变得男性化，皮肤变成油性，毛孔粗大，长痘，脱发，会在男性有体毛的地方长体毛，比如长胡子或者乳房上长毛。其中起作用的成分有可能是去氧孕烯、左炔诺黄体酮、孕二烯酮或诺孕酯。这时候，您应该打开自己的药箱看看您正吃的药里面含有什么。

避孕药中，不仅雌激素成分会增加血栓形成的风险，合成孕激素也能增加此风险。这一类药物成分包括去氧孕烯、屈螺酮和孕二烯酮，这 3 种成分会把血栓形成的风险提高 10 倍。另一种成分左炔诺黄体酮风险较小，但仍然可将血栓形成的风险提高 3 倍，同时可能导致男性化和性欲减退。

复方口服避孕药可以降低卵巢癌、子宫内膜癌和肠癌的患病风险，但会提高乳腺癌和宫颈癌的患病风险。最新研究发现，避孕药对早期糖尿病病人的糖代谢也有负面影响，并会增加阴道真菌感染的概率。

也许纯孕激素"小药丸"是一种好的替代品？"小药丸"这个词听起来好像不错，相对无害。这种"小药丸"的血栓形成风险的确很小，但绝对不是零。有肥胖、吸烟和糖尿病等危险因素的女性服用复方避孕药的风险太高，她们可以使用这种纯孕激素"小药丸"，即便在哺乳期间也可以。但是，由于这种人工合成激素会进入母乳，所以哺乳期的用药安全要进行严格评估。智利的一项研究发现，服用左炔诺黄体酮的母亲，她们的孩子患呼吸道疾病、眼部感染和皮肤病的概率比较高。

可释放激素的宫内节育器能作为避孕药的替代品吗？

目前，妇科界对可释放激素的宫内节育器的态度仍然存在分歧。一方面，很多使用这种节育器的女性表示满意，因为不用再经历烦人的月经，这让经血量很大的女性感到格外开心，这样一来还可以预防缺铁。但有一些使用这种节育器的女性会出现持续数周的阴道出血，这可能会伴随着贫血和腹痛。

制造商声称，激素只是局部起效，不会对全身造成影响。但是，在将节育器放入子宫后，激素水平的变化可以直接在血液中检测出来，只是激素水平变化的幅度与服用"小药丸"类似。

我每天都会在诊疗中遇到使用可释放激素的宫内节育器的受害者。她们缺乏性欲，脸上长黄褐斑，或出现偏头痛。最近的研究还发现，放置这种节育器会使应激性激素水平显著升高，这表

明机体应激压力增加。有 60% 的使用者会因其带来的副作用而
提前摘除这个东西，除此之外，还有很多人选择继续忍受。对于
某些医生而言，考虑到效益，可能会让病人使用可释放激素的宫
内节育器，但其实早就有不需要使用激素的替代方案了！

无激素避孕药

希望之前的讲解可以让大家明白，使用激素进行避孕必须要
进行个体评估。即便应用相同的激素剂量，每个人的身体也会有
不同的反应，因为每个女性的激素受体水平都不一样，激素代谢
能力也是因人而异的。因此，女性需要找到适合自己的激素避孕
法。我要再次强调：激素类避孕药可不是什么品质生活用品，如
果可能，最好选择一些替代方法。

我总会收到读者来信，问我是否推荐自然避孕法，即通过对
自身体温的准确记录和对宫颈黏液的观察来避免意外怀孕。这个
方法当然是不错的，但是还不够好。有时候精子的存活时间比想
象中要长，有时候排卵会因为压力、疾病或激素水平波动而延迟。
那些想确保万无一失或者对于体温测量的准确性不够重视的人，
还是应该寻求更安全的避孕方法。

现在，终于可以跟大家说一个好消息了：安全、无激素的避
孕方法是有的，只不过这种方法在医药界特别是喜欢开激素类避
孕药的医生那里是不受待见的。我本人在接诊过程中就遇到过无
数使用该方法而感到效果满意的病人。这种方法就是置入"T"形
铜线圈宫内节育器。它能释放铜离子，让精子在通往与卵子会合
的途中受阻，并通过对子宫内膜的刺激使不小心受精的卵子无法

在那里驻扎。这种宫内节育器的缺点是，它毕竟是子宫内的大体积异物，所以有时会令人不适。有些女性在将节育器置入子宫后，由于异物刺激子宫收缩，会出现类似痛经的症状，月经量也可能因此变大，而且有可能把节育器不小心"娩"出来。

一种有趣而且经过多方验证的替代品是小小的吉妮环。吉妮环是一根细长的铜链，末端可固定在子宫肌层，并可保留 5 年之久。吉妮环由 4 ~ 6 截铜管组成，这些铜管被串在一根聚丙烯非生物缝线上，末端的吉妮结如同耳钉一样可以嵌入子宫肌肉浅层。吉妮环非常细小，柔软灵活，即便子宫很小也可以放置，所以它也适合还未生育的女性和青少年女性使用。

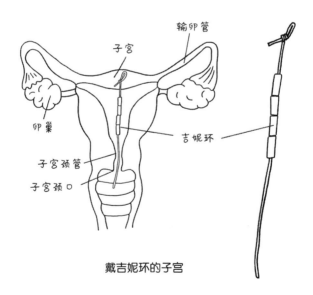

戴吉妮环的子宫

与放置"T"形铜线圈宫内节育器一样，放置吉妮环也需要经验丰富的妇科医生进行操作。放置前，您要询问医生是否有做这类手术的经验，以便让子宫损伤的概率降到最低。

还有一种作用类似的铜球节育器，这是一个球串状的含铜节育器，它可以被轻松地置入子宫中。这种铜球节育器刚在德国上市不久，其优势还有待观察。目前已有的资料表明，这种节育器比吉妮环更容易被排出。

研究表明，放置宫内节育器有助于预防子宫内膜癌，并且能使未接种人乳头瘤病毒疫苗的女性患宫颈癌的风险降低 30%（数据主要基于含铜宫内节育器，部分基于可释放激素的宫内节育器）。

铜是可以通过食物摄取，在身体中天然存在的十分重要的微量元素。如果肝功能受损，激素类避孕药会导致血液中的铜水平升高，而戴含铜宫内节育器导致的血铜水平升高幅度则要低得多。此外，宫内节育器导致过敏的概率也非常低。

戴套的性爱

众所周知，避孕套不仅能防止意外怀孕，还能避免性病的传播。无保护的性交能送出一份病原体"大礼包"，所以避孕套在预防性传播疾病方面大有作为。

从现在开始要认真听了，男性读者们！你们的祖先用过动物肠子、皮革、树皮、棉花或丝绸制成的避孕套。那些避孕套的避孕失败率比今天在市面上流通的避孕套可要高得多，因此，对于现代避孕套的安全性您大可放心。

但是，您在购买避孕套时是如何做决定的呢？挑自己喜欢的颜色？选您最喜欢的足球俱乐部的代表色？选择有可爱动物图案的，还是味道好闻的，比如草莓味或者香草味的？或者是毫不犹豫地选择 XXL 号的？如果是这样，您需要知道以下事实：有人对欧洲、亚洲和非洲的各 15000 名男性的阴茎长度和周长进行了测量。结果显示，人种之间并不存在显著差异，这与大家对某些种族的常见偏见和想象并不符合。一般来说，未勃起阴茎的平均长度为 9.16 厘米，勃起后为 13.12 厘米；未勃起阴茎的平均周长为 9.31 厘米，勃起后为 11.66 厘米。虽然个体间存在差异，但是只有 2.28% 的男性阴茎尺寸偏小，另有类似数量的男性阴茎尺寸偏大，XXL 号的避孕套只适合少数人。但大部分避孕套在包装上居然写的是 53 毫米——毫米？这简直是侮辱人，阴茎的周长怎么能以毫米为单位呢！

您可能不清楚这个数字代表的是什么。它指的是避孕套的平铺宽度，也就是根部周长的一半。您需要首先搞清楚自己的阴茎周长。可不要到了超市或药店才想起来要干这件事情，请准备好勃起时拿起卷尺，然后把量得的值除以 2。对于避孕套包装上的毫米数，应该选择比测量值稍微小一些的。在线计算器也能帮您做计算，您可以在那里输入自己的阴茎周长数值，这个小工具会为您匹配合适的避孕套大小。为了保险起见，请重复测量 2～3 次。如果您测出的数值较小，可能是因为您年轻，还在生长期，请不要就此以为自己的阴茎"小"，而应该称之为"紧"，这听起来让人心里舒服一点。

大部分避孕套是用乳胶制成的。可您知道吗？对乳胶过敏的人比我们想象的要多。这些人可以使用用聚氨酯或聚异戊二烯橡胶材料制成的避孕套。然而，避孕套中可能还添加了其他很多成分，这些成分也可能导致不耐受。避孕套的构造都差不多：顶部有个小"蓄水池"，可以存住精液；主体部分呈圆筒状，可以包裹住阴茎，阻隔阴茎和阴道黏膜接触。使用避孕套不但不会影响激素平衡，还可以预防艾滋病、其他一些性传播疾病和肝炎。

　　如何及时戴上和摘掉避孕套也是有技巧的。因为一旦精液射出阴茎松弛，避孕套内的精液就会流出，所以在取出时一定要握紧了。"新手"可以用阴茎模型、香蕉或其他类似的东西做做演练。避孕套常被提及的缺点有感受性较差、橡胶味道（以及人工添加的味道）较重、在高温下和长期放置后会变脆。那些在钱包中随身携带避孕套的人要注意了，如果长期不用一定要扔掉并换成新的，否则可能导致很糟糕的意外情况。

　　对于女性来说，戴套的阴茎相比没戴时缺乏亲肤感。不过，这对形成快感来说影响并不大。因为阴道内部的敏感性很低，否则没有女性能撑过分娩的过程。并且性爱中的压力、速度和剧烈程度也与是否使用避孕套无关，阴茎的长度对于女性性高潮来说也不是起决定性作用的。此外，手指或舌头也都是引发性高潮的好帮手，甚至有些女性在阴茎没有插入的情况下也能出现性高潮。避孕套只会在极个别情况下引起问题。

　　大家对于性器官的长度和大小有很多幻想，这些幻想不知不觉竟成了不可辩驳的事实。前些天，几位意大利绅士在饭桌上讨论阴茎长度的问题。他们在社交网络上找到相关的图片资料，对比后得出一致结论：中欧人的"男性雄风"不及其他种族。这一结论让餐桌上的男士们难掩遗憾。出于外交礼仪，我提出了一些科学数据以驳斥这一说法，谁知非但没有任何人在意，反而是我被上了一课："长又细，伴侣苦；短且大，伴侣福。"好吧……

　　另外，什么"鼻子大，老二大"也纯属无稽之谈。

第8章 我只是想玩玩而已：千奇百怪的东西造成的性爱事故

　　每个年龄段的人都喜欢把一些东西塞进身体的开口部位。小孩子这么做是好奇心驱使，成年人可能有别的理由，但是大同小异。可爱的孩子们很快就会发现，豆子、花生或者小的乐高玩具能和自己的鼻孔完美契合。我记得曾经有个 7 岁的男孩，当时他从手电筒里抠出来一个豆粒大小的灯泡塞进了耳朵里。他很可能是偶然听到了成年人的对话，说有的人是由内而外熠熠发光的，他可能想试试是不是真的能发光……这是否能奏效已经超出了我的认知范围，我只知道，这个小家伙后来告诉他的父母灯泡神秘失踪了。那个孩子的父母都是医生，他们检查了孩子的外耳道，结果什么也没找到，于是他们判断这个异物应该已经掉出去了，可能不经意间滚到了沙发下面。这件事情就暂时结束了。在接下来的几年里，那个男孩常规体检的听力测试结果都没有任何问题。青春期开始时，那个男孩开始喜欢拿棉签掏耳朵。掏右耳时，他总会感到有阻力，但因为没有疼痛感，所以也并不担心。直到有

一天，他掏右耳时捅着捅着棉签被卡住了，他换了个角度一阵摇动，棉签又能动了。拔出棉签时出现了异样的声音，原来是那个小灯泡螺纹被棉签缠住，跟着棉签一起出来了！小灯泡在消失 8 年后重现江湖，那个男孩以一种别样的方式实现了"闪耀"。

　　成年人把这种探索的好奇心转移到了身体的其他部位，急诊室可是见证了很多让人瞠目结舌的探索方式。曾经有个女性因为寂寞难耐而把冻鲱鱼塞进了阴道。但是这条鱼后来解冻了，鱼骨横七竖八地刺进了她柔软的阴道。不仅阴道的味道确实像很多偏见认为的那样闻起来有鱼腥了，那个可怜的女人还不得不接受了麻醉下的紧急手术。要是谁有什么怪异癖好，说不定人们还会有机会在报纸上读到他（她）的"光辉事迹"。比如，有个男人不得不从肠道里取出一条迷路的鳗鱼，还有个电工在他父母的地下室中建造了情趣飞船，结果被原本设计在观看色情片时增加刺激的性爱机器人活活勒死。

迷宫中的黄瓜

　　在 YouTube 上，在身体版块有个新的趋势叫"阴道黄瓜清洁"，这是一种 DIY 的方式，用黄瓜来清洁阴道。女士们跟着教学视频学习，把黄瓜削皮，在上面安个"龟头"或者其他有趣形状的模型，之后有详细步骤教你如何把黄瓜放到阴道中，让阴道变干净，重回健康状态。视频中还说，特定品种的黄瓜可增强阴道菌群、调节阴道 pH 值、让阴道气味清新。比如小黄瓜和西里西亚黄瓜就更容易让阴道保持弱酸性环境。这种行为真的非常愚蠢。我们都知道，阴道可不需要进行什么清洁，因为它有自我清洁系统。洗阴液或黄瓜都不应该随意用于清洁阴道。顺便说一句，根本不存在什么专业阴道冲洗。有研究表明，定期进行阴道冲洗可能导致卵巢癌的患病风险升高。研究者推断，杀菌剂和增塑剂（因制造商而异）会从插入阴道的清洗器中被冲进生殖道，这可能会对您的健康造成严重危害。

　　至于黄瓜，女性应该知道，上面带有很多细菌和真菌。胃酸的 pH 值是 1.5，可以轻而易举地杀灭那些伴随着食物进入的细菌，但阴道的 pH 值为 4，是无法承担这个任务的，因此很容易导致感染。

　　我有种感觉，网上的这些"黄瓜女王"（完全是荒唐的，甚至是愚蠢的）并不是出于教女性清洁阴道的目的做这些视频的，不过是为自慰找个好听的借口罢了。在此，我必须再次强调，这是伴随着感染和破坏阴道环境健康的风险的。黄瓜还是用在做沙拉和敷脸上吧！还有香蕉、西葫芦、胡萝卜以及其他的瓜果，都不要用到奇奇怪怪的事情上面。想往阴道里面塞东西的，请不要像那些网上的"黄瓜女王"一样想出一些歪点子。首先要正视自己的需求，其次在使用成套的工具时要注意安全。如果出了差错，您不得不去急诊，请诚实一点，如果因为感到羞耻而对医生说谎，可能会耽误治疗。

　　事实上，往阴道里塞东西的例子不胜枚举。很多女性对阴道的构造知之甚少。我推荐您做一个小小的尝试自我感受一下：洗手，在镜子前坐好，不受打扰，先从外观方面观察外阴，然后打开会阴口，用手指感受阴唇以及阴道内壁的褶皱或折痕，接着往里轻探，直至找到宫颈口（宫颈口的质地有些像软骨，中间稍有凹陷）。

如果您没这样做过，我建议您一定补上这一课。只有这样，您才能认识自己的这个重要器官，才不会轻易让东西丢失在阴道里。这样的话，您可以避免出现下面这种状况：有一天，我在急诊值夜班，来了一位 70 岁的女性病人，她下腹部疼痛，并且伴有味道不佳的感染。几年前，她丢失了装着自己最爱的护手霜的蓝色玻璃小罐。那天晚上给她检查时，我发现这个罐子在她子宫外口前面。根据这位病人的描述，她已经很久没经历过性生活了，因此这个罐子没有被任何人发现。幸运的是，我顺利地帮她取出了这个罐子，她的感染也在服用了抗生素后迅速好转。

出故障了！

医生在一位病人的肠子中发现了一个可乐瓶。这位病人解释说：他在家里光着身子走来走去的时候不小心滑倒了，就是那么巧，屁股坐到了地板上立着的可乐瓶，然后这个瓶子就神奇地消失了。

有个修理工有着类似的遭遇，他稍微弯了个腰，不小心碰到了个扫帚柄，不幸的是，这个东西从后面捅进去了。只能说他的屁股真的很翘！

另一位先生说，他的肛门处奇痒无比，情急之下把牙刷当成挠痒工具，然后不知怎么地，牙刷就跑到肠子里去了。还有个病人，他想用一根蜡烛把痔疮塞回肛门内，结果蜡烛进去弄不出来了。

从统计数据来看，在急诊室中，男性"失物招领"的情况是女性的 40 倍，而且大部分失物是在肠道中被发现的。那些通过医生之手重见天日的东西有时是超出想象、超越解剖学范畴的，比如布谷钟的钟摆、苹果、圆锥体、还在震动的情趣玩具、刮胡刀刀片、圣诞灯泡、报纸、马桶刷，等等。很多物品因为头部是锥形的，所以能够轻松地插入肛门，但钝或者粗的那一头会阻碍这个东西被排出或被取出。

千奇百怪的性玩具

有些东西会想去漫游，进一步向上探索肠道，这可能导致肠穿孔，那样的话，满是细菌的粪便就会被排入腹腔，进而导致致命的腹膜炎。另一种可能出现的危险情况是肠子被完全堵住。这被称为"机械性肠梗阻"，也会有致命的风险。

特别黑暗的一面是，毒贩会利用这种方式来运输违禁药物或毒品。药物或毒品被装在避孕套中，而负责运输的马仔要么是把这个东西吞下去，要么就捅进肛门里。对于运毒马仔来说，这个过程可谓生死攸关。如果避孕套在体内破裂，具有很强毒性的过量药物或毒品便会进入血液循环，这在几分钟之内就会引发癫痫、心跳过速或心脏骤停（也就是过度服药致死的症状）。

如果不小心让一个无毒的异物在体内停留时间过长，或者想在家中尝试一些危险的方法自行解决，这不仅可能导致损伤和并发症，还可能使异物被捅进肠管更深处。

如果出现上述情况，请抓紧时间去看医生。看医生的时候要实话实说，而不是编一个冒险故事，这样才能够得到及时的救治。在异物的定位和清除方面，医生有着和这些不幸的人相似的创造力：能够原路返回的，可以用手、产钳、导管、磁铁、套索、吸盘、夹子取出；不能原路返回的，可以用末端有钳碎工具的内镜把病人体内卡住的部分给钳碎。

楔形的花瓶或玻璃瓶则可以用液体石膏填充，里面放上一个钩子，待石膏固化后再通过钩子拉出。但有时候需要大手术才能将异物取出：把腹壁和肠子切开，取出异物，再进行缝合。若是进行这类手术，病人通常要带着人造肛门生活数月。这是十分必要的，这能让肠道上的伤口接触不到粪便中的细菌，并且不会因排便的压力而导致伤口破裂。痊愈有时候需要半年的时间，这对于想用奇怪的东西来达到性快感的人来说实在是得不偿失。

尿道也是一个人们喜欢往里面捅性爱玩具的地方。尿道可比肠道脆弱多了，性爱玩具中的金属钉很容易就能将其刺穿，愈合后形成的瘢痕疙瘩会导致尿道局部缩窄。如果异物进入过深，还可能造成膀胱穿孔。缠绕在一起的电线也必须通过手术从膀胱中取出。将活蛆放入尿道的情况也不少见，这种情况可在射精时将蛆一起射出。但有一个病人没能通过这种方式将蛆排出，因为它们完全堵塞了尿道，最后只能通过内镜取出来。

虽然这种对性爱的探索精神值得"敬佩"，但尿道真不是用来玩耍的隧道，也不是插入新奇玩意的试验田，因为这里实在是太脆弱了。

"精灵病"和其他危险

无论是被爱还是自爱，都是不容易的。每个人都希望自己毫发无伤地生存下去，但危险无处不在。不仅向身体开口的地方捅东西很危险，男人们用他们最好的朋友——阴茎——来做一些冒进的事情也会造成棘手的状况。伙计们，请注意：

身体开口的地方，比如阴道，很柔软，或多或少有些弹性，而且是又湿又滑的，这样阴茎才能顺利地退出来。逻辑上来讲，吸尘器、金属环、排水管可不适合把阴茎插进去。但情趣不总是讲逻辑的，因此，20世纪六七十年代曾出现一些阴茎受伤的特殊病例。这些病例中，病人均用了一种名为"Kobold"的吸尘器来自慰，他们把阴茎放进了进风管。这种吸尘器后来被紧急召回了。我查了字典，"Kobold"是精灵的意思，它有时给人们带来乐趣，有时候也会开邪恶的玩笑。关于这种吸尘器以此为名的原意是什么，您可以发挥想象，但我要提醒您，在离进风口约11厘米的地方有金属旋转叶片，如果阴茎被放进去的话……

其他同样危险的动作还有用坚硬的瓶颈、阴茎环或六角扳手来自慰。这些东西会紧紧卡住阴茎冠状沟，导致血液和淋巴回流受阻。人们很难把这些东西从阴茎上取下来，结果造成阴茎组织损伤，最严重的情况下会导致病人死亡。

伍迪·艾伦说过，别对自慰说三道四，这是与自己爱的人做爱。但这种性爱有潜在风险，两个人或更多人参与游戏的时候也一样。比如阴茎"骨折"，如果女性在性交中采用骑马式而且剧烈扭动，可能导致过于坚挺的阴茎弯曲的幅度太大而出现这种情况。阴茎"骨折"后会呈现下垂的状态，如果伤在海绵体，会导致血液积聚在阴茎内，阴茎会变得肿胀并变色，有些医学参考书把"骨折"的阴茎形容成紫茄子。这种情况下，只有泌尿外科手术才能解决问题。

人类的原始梦想，除了飞翔，男性普遍还有永久勃起。为了达成这种天堂般的状态，很多人做过实验。有的人以娱乐的心态将药物注入海绵体，希望通过松弛动脉平滑肌而让更多的血液涌入海绵体，这虽然可能不会致命，但是至少是在拿自己未来的"性福"开玩笑。这种药物是针对勃起功能障碍研制的，如果用在完全健康的人身上，或者为了提高性能力而过量使用，会导致勃起时间持续数小时。这难道就是让人梦寐以求的吗？请耐心往下看。

阴茎异常勃起是持续勃起的医学名词。约 30% 的阴茎异常勃起原因不明。有时候，阴茎异常勃起是特定原因导致的，比如服用毒品、应用某种药物或者是其他疾病带来的并发症。这种很多男人盼望的状态可是非常疼的，并且会让阴茎处于危险之中，因为这会导致血液回流障碍。如果这种情况持续超过 2 小时，泌尿科医生则会将海绵体血管中淤滞的血液抽出来，然后已经备受折磨的阴茎还要被绑上弹力带，以便将血液挤出来。此外，还要在阴茎上注射肾上腺素或类似的药物，让发蓝的直立阴茎重回初始位置。如果这些方法都无济于事，那就只能做手术了。不管应用什么治疗方式，有一点必须谨记：如果阴茎不能及时放松，海绵体内滞留的血液会凝固，这会导致永久性的阴茎功能障碍。

致命乐趣

对于所有泌尿系统急症的处理都适用的是：根本无须感到羞耻，因为时间紧迫而且毫无意义，这对于泌尿科医生来说根本就不是什么新鲜事。

在某些性爱事故中，羞耻为时已晚，因为这已经属于法医学的范畴了——性爱活动时身亡。这种情况大多发生在窒息式性爱中。这种性爱方式通常是趁着性爱中呼吸急促时强化呼吸困难而带来一种特殊的性快感，比如在脖子上面套圈导致大脑缺氧、意识模糊，无法控制神经功能和感觉，会产生如同药物中毒一样的感觉。此外，迷走神经丛交错分布于颈部两侧，对脖子施加压力也是对迷走神经的一种刺激。

如果对颈动脉施加压力，则会导致心跳减慢、血压降低。遇到压力时，血管中的压力感受器会向大脑报告"血压过高"，从而使机体通过迷走神经降低血压和心跳频率。这非常危险，可能导致昏厥和心脏骤停。

这种效应在人被勒死的过程中也会被触发。迷走神经被最大限度地激活，这还会导致阴茎勃起，有时候还会导致排尿和排便。法医在验尸时会发现，有些人就是因为想以这种特殊的方式达到最大限度的快感而丧命的。受害人大部分是男性，但也有女性干过这事，死于这种意外的男女比例为（500 ~ 1000）：1。

对性的好奇和实验的乐趣可以产生无限的空间，请进行尝试，但可不要让急诊科医生成为您的玩伴！

第9章 从头到脚都被爱感染：
性病和告知义务

我有一个朋友，如果在宾馆洗澡的时候塑料浴帘粘在了屁股上，他会觉得极其恶心。我的另一个熟人从来不用手去碰火车公厕的门把手：他用脚来开门，完全是"以毒攻毒"。他的内心戏是：前一个上厕所的人尿尿的时候，肯定用手去握鸡鸡了，离开的时候肯定也没洗手，这样，鸡鸡上的脏东西和病原体一定会通过门把手直接传到我手上！

很多女性也对公众物品感到恐惧。我曾经在一家酒店的餐厅里见过一位十分谨慎的女士：她把餐布铺在了椅子上，并且只用包着餐巾的勺子。这种对陌生物体和厕所的触碰恐惧到底有没有道理？我想很多人都想知道答案。不久前，我收到一封来自一位不安的女性的邮件："据我所知，艾滋病病毒可以通过体液传播。有很多次，我在公厕拉屎时，大便坠入马桶溅起的水花都直接溅到我的私密部位了。如果之前上厕所的那个人感染了艾滋病病毒，那么病毒不就会留在马桶的水中，让我也感染艾滋病了吗？"

这当然不可能发生！因为在粪便或者尿液中含有的传染性病毒非常少，而且厕所中的水已经将它们稀释了很多倍；另外，病原体在体外长期暴露，非常可能早就死了。上公厕常被人们作为自己不小心染上性病的完美借口。这种谣言早就被一个老掉牙的笑话给驳斥了：人们能在厕所中染上淋病吗？当然能，如果您和患有淋病的女性在厕所里搞事情的话。

高风险

暂时不再提黄色笑话了。很多故事表明，对感染的恐惧来自各个方面。无论这种恐惧深层次的心理原因是什么，但健康人的皮肤屏障非常强健，几乎不会让任何可能的坏病菌得以进入，无论是坐海边的长椅还是酒店的椅子，染病的可能性都微乎其微。此外，虽然对公共物品可能染病的偏见根深蒂固，但人们在性爱时却偏偏不太注意采取充分的保护措施。当人们有了新的伴侣时，当然不会去想什么倒胃口的事情。情人眼里出西施，一切看起来都是健康、生机勃勃而美好的。坠入爱河的人当然不会认为自己属于高危人群。有人侥幸地认为，俄罗斯轮盘赌不过只有一发子弹而已。不可思议的是，那些受过高等教育、思想观念差异也极大的男性们竟然一致认为，体外射精是安全的性行为：他们在射精前将阴茎从阴道中抽出，让精液射到另外的地方。他们可能在色情片中看过类似的做法，并且自信地学着做了。一个机智的"预防专家"曾在前来就诊的时候宣扬过他"不射精高潮"的特别技巧：在射精的那一刻，按压睾丸和肛门之间会阴部的一个点，让精液不向前射出，而是向后被推到膀胱中，之后再通过小便排出。有些男人甚至可以通过控制盆底肌来达到这个目的。当然，这也是有风险的，这样也不能完全避免怀孕，更不能预防性病。这些

"创意大师"忘了龟头和尿道的黏膜对于病原体的防御力特别弱，即使是体外射精也避免不了性病的传播。虽然犯错是难免的，但这种错误可是极其危险的！

当然，毫无争议，无套性交是最高级的享受，但是这么做的前提是，伴侣双方都已经做过传染病检查，而且结果显示没有感染性病的可能。相互信任的伴侣可以不用避孕套，但是和陌生人做爱绝对不能"自由"地做，因为感染的风险实在太高了。近年来，性病的患病率大幅提升，皮肤科医生、妇科医生、泌尿科医生和感染科医生都忙坏了。

多年来，人们都谈"艾"色变。不过，对于大部分病人来说，艾滋病如今已经演变成一种慢性病，可以通过鸡尾酒疗法来延缓病情的进展。由于目前的治疗手段可以将血液中的病毒载量降到指标值以下，所以有人认为，在做爱的时候没有必要无条件进行保护了。

这是个致命的错误。我认为，在 20 世纪八九十年代取得明显成效的"避孕套保护运动"应该得到复兴。这个运动当时起到了唤醒意识的作用，让"橡胶话题"成为人们的日常。

可惜的是，近些年来，有很多性传播疾病死灰复燃。美国对性活跃的 14 ~ 19 岁青少年做了个关于性传播疾病的调查，结果有近 38% 的女孩被发现感染了性传播疾病，有超过 18% 的人被检出能引发癌症的高危型人乳头瘤病毒；不仅是传统意义上的男同性恋或静脉注射毒品的高危群体患病率高，其他群体的患病人数也在上升。

感染性传播疾病的风险早就不限于火车站、暗室或俱乐部中了，这些地方 60% ~ 80% 的客人每周末都要进行无保护性行为甚至吸毒。现在，病毒开始潜入中产阶级住宅区、附近的花花公子俱乐部，因为里面有各种性爱场所。喜欢服用伟哥等药物以提高性能力的男性十有八九也属于被感染者之列。不要心存侥幸地告诉自己：就一次不会出事的。只要有过一次无保护性行为，您就可能会给自己、伴侣或其他人带来惊吓。

问题的症结在于，所有人都对这个话题因羞耻而缄口不言，因此感染会继续扩散。从下面的数据中，您可以看出人们有多容易感到羞耻：1/5 的德国人认为在超市购物时把避孕套放到购物车里很难堪，而 18 ~ 24 岁的年轻人竟有高达 42% 是这么想的！

遗憾的是，通过症状很难立刻准确判断出所感染的病原体。有些"狡猾"的性传播疾病一开始是完全没有症状的，不会引起人们的注意，而是悄无声息地发展，这非常可怕。性传播疾病的经典症状包括尿道或阴道分泌物异常、生殖道溃疡或口腔溃疡（口交后）、腹股沟淋巴结肿大甚至溃烂、下腹部和睾丸疼痛。因为性传播疾病总是相兼出现，所以人们最好也要检查是否还有其他性传播病原体。

接下来，让我们探究一下邪恶的性传播疾病病原体吧！

病毒

艾滋病、乙型和丙型肝炎、生殖器疱疹、尖锐湿疣、传染性软疣等性传播疾病是由病毒引起的。病毒体积极小，直径只有 10 ~ 300 纳米，它们能进入我们的细胞并寄居其中，利用人体细胞内的代谢工具来进行增殖。

病毒由蛋白质外壳（衣壳）和其所包裹的传染性遗传物质（核

酸）组成。棘手的是，这种遗传物质由脱氧核糖核酸（DNA）或核糖核酸（RNA）组成，这与构建人类基因的"建筑材料"相同。DNA 和 RNA 的区别在于，"建筑材料"中包含了不同类型的核糖。对于人类来说，DNA 储存了我们生命的蓝图，而 RNA 则负责解读这个蓝图，并把基因片段编码的蛋白质组装在一起。

病毒衣壳蛋白负责对接和闯入宿主的细胞。一旦进入细胞，病毒就会脱掉蛋白质外壳，释放邪恶的病毒基因组，并在我们的细胞内组装新的病毒颗粒。最后，病毒的子孙后代从感染的细胞中释放入宿主体内，继续感染更多的细胞。

通过性接触传播的病毒最常见的感染方式是直接接触传播，比如单纯疱疹病毒；其次是体液传播，比如人类免疫缺陷病毒、乙肝病毒和丙肝病毒。

人类免疫缺陷病毒和艾滋病

自 20 世纪 80 年代开始，人类免疫缺陷病毒让性传播疾病的古老历史达到了戏剧性的巅峰。人类免疫缺陷病毒属于逆转录病毒，它在进入人体细胞后，会将自己的 RNA 在酶的帮助下逆转录成双链 DNA。这样，病毒的基因就整合到宿主细胞的基因内且与宿主细胞的基因完全无法区分了，机体会误以为这是自己基因组的一部分，并将其翻译成蛋白质。

虽然我们的免疫系统会对不断产生的病毒形成抗体，但是无法彻底清除它们。此外，免疫系统无法把自身不分裂的休眠细胞视为受到感染的细胞，因而不会将其清除。现有的药物也无法做到这一点。

所有携带 CD4 受体的细胞都会被人类免疫缺陷病毒袭击并

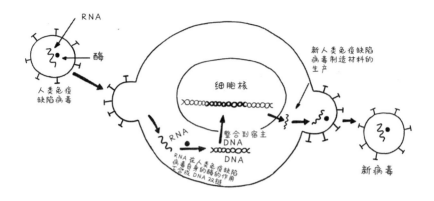

人类免疫缺陷病毒的复制

摧毁，因为那是它的"扩展坞"，这些细胞包括免疫细胞（Ｔ辅助细胞、巨噬细胞、抗原呈递细胞等）和大脑中的星形胶质细胞。虽然身体会不断产生新的免疫细胞，但是终有一天免疫系统会精疲力竭，在对抗感染和肿瘤中陷入僵局，即人类免疫缺陷病毒感染变成了艾滋病——获得性免疫缺陷综合征。

　　人类免疫缺陷病毒会由精子携带，通过肛门、阴道或口腔进入人体。带毒者的阴道分泌物和血液也具有很强的传染性，因为其中的病毒量是极高的。但如果人类免疫缺陷病毒离开了人体，便会迅速死亡。和艾滋病病人共用水杯或者浴缸都不可能造成感染，感染的必要条件是高病毒载量，而汗液或唾液的病毒载量太低。

　　在感染后的数天至数周内，有的人会出现流感样症状。在感染后 2 ～ 12 周，人类免疫缺陷病毒检测才会出现阳性结果，因为机体对人类免疫缺陷病毒形成抗体大约需要这么长的时间。在这之后的 8 ～ 10 年被称为"临床潜伏期"。未经治疗的病人，在此期间不会出现明显的临床症状。但病毒的增殖和 T 辅助细胞的死亡在此期间却不会停止，免疫系统会逐渐被摧毁。艾滋病病人饱受严重感染的折磨，比如口腔的念珠菌感染（鹅口疮）、严重肺炎，而引起这些感染的机会性致病菌通常对健康人来说不会造成问题。此外，恶性肿瘤以及大脑和神经系统受损也是艾滋病病人免疫系统受损的常见表现。

现阶段，艾滋病的治疗目标是最大限度地降低血液中的病毒载量。如果这一目标得以实现，至少可以预防出现艾滋病的继发性疾病，也能降低其他性伴侣的感染风险。然而不幸的是，在治疗的过程中还是会出现病毒载量增加的情况，因为免疫系统变弱了或者病毒产生了耐药性，特别是如果服药不规律，病毒可能会在体内疯狂复制。

我的一个病人就是被他人类免疫缺陷病毒阳性的伴侣传染了。他伴侣的主治医生当时明确告诉他，他不会感染任何人了，因为他的病毒载量几乎为零。一般来说，如果血液中的病毒载量低于现有检测方法的检测限超过 6 个月，在定期检查和坚持标准治疗的情况下病毒感染他人的可能性很小。遗憾的是，没有人能保证百分之百的安全，从概率上说只能达到 96%。如果做个比较的话，戴避孕套的安全性是 95%。那么，为什么不直接戴套呢？

人类免疫缺陷病毒会快速变异，不断改变自身基因组，这也是至今还没有研发出对抗人类免疫缺陷病毒的疫苗的原因。病人要服用多种抗病毒药物来抑制病毒复制，该疗法可以减少单一用药产生的抗药性，有效抑制病毒复制。不过，这些药物也是有副作用的。早期副作用包括恶心、食欲不振等消化道问题，以及睡眠障碍、血液循环障碍。长期副作用包括过敏反应、代谢紊乱、骨质疏松、肾结石或慢性肾衰竭、神经损伤和抑郁。早前的药物可导致脂肪重新分布，病人会因面部脂肪流失而显得十分消瘦。幸运的是，目前已经有了副作用较小、相容性较高的药物。此外，目前还有一个重要的新发展——人类免疫缺陷病毒暴露前预防。人类免疫缺陷病毒阴性的人可以在性行为前服用两片药物（替诺福韦和恩曲他滨），以在无保护性行为中避免被感染人类免疫缺陷病毒。这两种药物可以抑制人类免疫缺陷病毒在新感染的细胞中增殖。有两种服药策略：第一种是定期服用，每日服用这两种药，4 周为 1 疗程（花费为 50 欧元[①]）；第二种是按需服用，性行为前 2 ~ 24 小时及性行为后 24 ~ 48 小时后分别服用。研究显示，定期服用可显著降低感染风险。人类免疫缺陷病毒暴露前预防只能预防人类免疫缺陷病毒感染，不能预防其他性传播疾病。下一步，人们希望能够通过基因编辑工具从人体 DNA 中切除病毒遗传物质，以治愈感染。

单纯疱疹病毒

在出席大型典礼、重要商务会面、第一次约会或开始旅行前，我们都希望自己看起来性感、美丽、优雅、庄重。但有的人偏偏在这些重要事件前嘴唇边长出令人讨厌的疱疹。您属于其中一员吗？不仅是在嘴唇附近，在生殖器附近或肛周也会长（虽然这些区域长的疱疹不会影响美观）。如果疱疹的水疱破裂，会在黏膜和皮肤上形成若干个小而湿润的红色圆形糜烂面，过几天之后会形成很厚的、对化妆品非常敏感的痂。是的，这样的疱疹真的很烦人，会瘙痒且疼痛。此外，疱疹局部发热和附近的淋巴结肿大也

[①] 约合 400 元人民币。

不少见。如果小水疱和开放的湿润伤口不结痂，那么就存在细菌感染风险。单纯疱疹大概需要一周能痊愈。

如果您的脸上有疱疹，那么每个人都会第一眼就注意到它，然后才会去关注其他方面。肯定没有人想和您亲吻，甚至会站得离你远远的。

单纯疱疹病毒有两种类型，分别为 1 型和 2 型。1 型单纯疱疹病毒导致的疱疹通常长在脸上，2 型单纯疱疹病毒导致的疱疹则好发于生殖器区域。1 型单纯疱疹病毒可以通过口交的方式传播到生殖器部位，2 型单纯疱疹病毒也能以相同的方式传播到面部。一旦被感染，病毒就会在黏膜细胞中不断繁殖。大部分感染一开始都没引起注意，有时候看起来就像严重的口腔黏膜炎症，即所谓的口腔溃疡。孩子的口腔感染通常发生在父母热烈亲吻孩子之后。这种口腔溃疡非常疼，可能让患儿好几天都无法进食。

单纯疱疹病毒喜欢四处旅行。它们不会老实地待在黏膜细胞中，而是通过感觉神经到达脑干或脊髓附近的神经节处。一旦在那里驻扎，它们就会长期潜伏，偶尔会再到皮肤上面巡视一番。它们会沿着神经到达嘴唇、臀部或生殖器部位，受侵犯的神经让机体感到刺痛甚至是强烈的神经痛。如果到达特定位置，病毒会破坏细胞间的联结，在皮肤和黏膜交界处形成典型的小水疱，然后再打道回府。

虽然有 85% ~ 90% 的成年人在血液中可以检测出 1 型单纯疱疹病毒，15% ~ 20% 可以检测出 2 型单纯疱疹病毒，但只有20% ~ 30% 的人会出现典型的疱疹症状。只有特定基因型的人在一些诱因的作用下才会发病，比如发热、日晒、月经期或压力过大导致的免疫力下降等。人们可以通过补充微量元素改善免疫系统功能来预防疱疹发作，不过最好还是在检测完血液微量元素后有针对性地进行补充。经验表明，最有效的是补充维生素 D_3、锌、硒和赖氨酸。赖氨酸可以制衡精氨酸，抑制疱疹病毒复制。如果缺铁或维生素，也要通过外源性补充进行纠正。当然，健康的肠道菌群、充足的睡眠、适量的运动以及良好的心理状态都会有所帮助。总的来说，有助于保持和增强身心健康的事情都有帮助。

在只感到刺痛的阶段，采用阿昔洛韦和喷昔洛韦乳膏治疗是有效的。如果水疱已经冒出来了，那么这两种药膏的用处就不大了。观察发现，越来越多的单纯疱疹病毒对这些药物产生了耐药性。一种价格低廉却很有效的药物是硫酸锌凝胶，它在刺痛期和结痂期都有效。药房能买到的加热棒或皮肤科医生经常使用的脉冲染料激光仪都能激活皮肤的局部防御功能。此外，透气的药膏贴可以通过减少空气对创面的刺激，让伤口在生理性的湿润环境下加速愈合。

极少数情况下，单纯疱疹才需要口服或静脉注射抗病毒药物进行治疗。如果病人在原本就患有特应性皮炎的基础上感染了单纯疱疹病毒，原有的皮疹会突然加重，甚至引发脑膜炎和（或）脑炎，此时必须迅速进行救治。

私密处的疣

病毒会赠予我们一系列的疣，尤其是在私密处，比如那些被称为"传染性软疣"的顶端凹陷的肤色丘疹。

传染性软疣是由传染性软疣病毒引起的，传染性软疣病毒属于痘病毒科。传染性软疣又被称为"传染性蜗牛"，这不是在形容其传染速度慢，而是说其特征性的形态。如果人们把这种球状的东西给挑破，会挤出含有高度传染性病毒的乳酪状物。如果感染上传染性软疣的孩子挠破了软疣，手指接触了疣内容物，就可能传染给别人或者发生自身接种传染。

儿童主要是在游泳池感染这种软疣的，成年人的主要感染方式则是通过性传播。如果在固定的性伴侣身上发现了传染性软疣，这并不代表对方不忠，因为这也可能是使用旅馆的脏毛巾引起的。一旦感染上，病毒会在私密部位相互摩擦、剃阴毛或自慰时被传播。即使不治疗，传染性软疣也可以在数月内自愈，只不过经由医生治疗痊愈得会快一些。

比传染性软疣棘手的是其"同伴"尖锐湿疣。尖锐湿疣常常出现在外生殖和肛周。尖锐湿疣的外观通常被形容为鸡冠状或菜花状，质地不等（有的柔软、有的粗糙、有的光滑），颜色可呈肤色、淡红色或棕色。尖锐湿疣由人乳头瘤病毒感染所致，60%的人在其一生中会感染人乳头瘤病毒，其中 20% 是高危型人乳头瘤病毒。大部分人感染上的人乳头瘤病毒基因亚型为 9 型和 11型，而可能致癌的高危亚型 18 型最广为人知。几乎所有宫颈癌、90% 的肛门癌、70% 的阴道癌、40% 的外阴癌、50% 的阴茎癌、13% ~ 72%（取决于亚型）的口腔癌和咽喉癌均与高危型人乳头瘤病毒有关。其中好莱坞明星迈克尔·道格拉斯是较著名的例子，他于 2013 年公开宣布，他之所以患口腔癌，很可能是因为口交感染人乳头瘤病毒导致的。

人乳头瘤病毒疫苗几年前就已经投入使用，这种疫苗可以强化免疫系统抵御人乳头瘤病毒的能力。人乳头瘤病毒疫苗可以非常有效地预防由 16 型人乳头瘤病毒引发的宫颈癌。自 2007 年开始，德国年轻女性可免费接种人乳头瘤病毒疫苗，不久前[1]年轻男性也可以免费接种该疫苗。因为人乳头瘤病毒可以停留在阴茎上或包皮中，所以不仅会感染自身，还能通过性传播传染给他人。人乳头瘤病毒疫苗理想的接种年龄段为 9 ~ 14 岁，在首次性生活前接种完毕最佳，接种后人乳头瘤病毒的感染率可大幅降低。现在有一种针对 100 多种人乳头瘤病毒亚型中的 9 种的疫苗，未包含其中的人乳头瘤病毒亚型也可以通过此疫苗的交叉免疫反应来进行弱效的预防。

对于已经感染过人乳头瘤病毒的人来说，接种人乳头瘤病毒疫苗可以使免疫系统在一定程度上抵抗人乳头瘤病毒引发的尖锐湿疣、癌前病变及癌症。最新研究表明，如果打了针对尖锐湿疣的人乳头瘤病毒疫苗，脚上难缠的同样因人乳头瘤病毒感染导致的跖疣也会好转。这种连带效应对于跖疣来说是悲伤的，对于人类来说则是喜悦的。不过，保险公司是不会为此类疫苗埋单的。

尖锐湿疣是无论如何都要治的，且最好是在早期阶段进行治疗。人们可以用脉冲染料激光来优雅地去除这种东西。激光的热量可以杀死人乳头瘤病毒，同时切断疣的血液供应，使其脱落。这种方法的优点在于不会产生使用电灼或二氧化碳激光烧灼疣体时所产生的含人乳头瘤病毒的烟雾（所有在手术室中的人都可能通过吸入烟雾而被感染，导致声带疣）。

此外，某些酊剂和免疫调节药物也被应用于尖锐湿疣的治疗中。如果病毒被成功清除，还可以通过疫苗接种和免疫治疗降低复发的风险。

---

① 本书原版 2018 年出版。

珍珠状阴茎丘疹

大部分男性在发现阴茎上有疣状物时都会格外担忧，但这不一定是性病或癌症的表现。当通过外观不能肯定时，皮肤科医生会取一些样本送到实验室检验，在显微镜下可以做出准确的诊断。

部分可表现为阴茎疣状物的疾病

疾病	表现	评论
珍珠状阴茎丘疹	非常小的流苏状或珍珠状赘生物，规则地环绕在龟头边缘	良性病变，可通过激光去除或忽视
老年疣／角质增生／脂溢性角化病	出现在 35 岁之后，通常是扁平而表面粗糙的棕色角质增多	不具有传染性，不危险，可以刮除或忽视
纤维瘤	柔软的肤色赘生物	不具有传染性，不危险，可切除
扁平湿疣（二期梅毒疹）	红棕色的扁平丘疹，表面潮湿糜烂，无痛，分泌物有臭味	梅毒螺旋体引起的感染，传染性强，必须用抗生素治疗
尖锐湿疣	扁平或鸡冠状凸起，表面粗糙，可呈肤色、红色或棕色	人乳头瘤病毒感染所致，具有传染性，有低致癌风险；需要去除，但复发率高；疫苗可有效预防
传染性软疣	中央凹陷的半球状丘疹，呈肤色或淡红色	病毒感染所致，可自愈或由医生去除

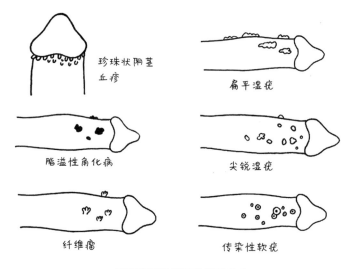

珍珠状阴茎丘疹

扁平湿疣

脂溢性角化病

尖锐湿疣

纤维瘤

传染性软疣

具有疣状物表现的阴茎疾病

细菌

很多性传播疾病是由细菌引起的。细菌是单细胞生物，遗传物质为环状 DNA。细菌拥有可产生能量的细胞"发电站"——线粒体，这使细菌具有独立生存和移动的能力。一些细菌生存需要氧气，另一些则偏爱无氧的环境。它们形状多样，主要包括球形（如淋球菌）、杆状（如许多肠道细菌）和螺旋形（如梅毒螺旋体）。

细菌表面具有一种可以被我们的免疫系统识别和攻击的病原相关分子模式。抗生素可用于治疗细菌感染。细菌感染引起的症状可以非常典型，也可以毫无特异性，甚至一开始不表现出症状。

女性生殖系统的细菌感染多发生于阴道和阴道前庭处，有时候会出现灼烧感和疼痛感，常伴有分泌物。不过，相比男性而言，女性发生无症状感染的概率要高得多。这种无法识别和早期未能发现的感染可以导致慢性腹痛和不孕。

对于男性来说，细菌感染导致的泌尿生殖系统疾病通常会表现出明显的症状。感染者会感到尿道剧烈的灼痛或刺痛，排尿时尤为明显，在内裤和睡裤上可发现泪珠状的分泌物和污斑。

不同病原体导致的性传播疾病分泌物的特点

疾病	分泌物特点	备注
淋病	男性：淡黄色脓性分泌物，晨起时较多 女性：没有不适感或者症状不典型	细菌对抗生素的耐药性越来越强
衣原体感染	男性：白色稀薄脓性分泌物 女性：没有不适感或症状不典型或有淡黄色脓性分泌物	多数没有症状，难以发现
滴虫病	黄绿色分泌物，有鱼腥味或粪臭味（女性分泌物多呈泡沫状）	男性可在龟头上出现红斑或者因点状出血而呈特征性的草莓斑
支原体或脲原体感染	男性：没有或有白色水样分泌物 女性：没有或有灰色分泌物，可能伴下腹部疼痛、膀胱炎	男性病人有尿道、睾丸、前列腺、附睾的灼烧感和疼痛感（部分病人会表现为刺痛）

在大致了解了分泌物后，我们来详细说说那些真正令人讨厌的病原微生物。

衣原体

衣原体感染是最常见的性传播疾病。衣原体是非常神秘的病原体，就算性生活非常守规矩，也很有可能携带这种病原体。大概有 50% 的男性感染者和 70% 的女性感染者没有注意到自己被感染了。这种病原体需要依靠人类的细胞生存，它们非法侵占"民宅"，偷偷窃取我们的能量。这种病原体类似病毒，但是遗传设备更优良，它们可以独立合成蛋白质和脂肪，并且有细胞壁，所缺乏的只是繁殖所需的能量。

衣原体可以通过阴茎或受污染的性爱玩具传播，它们喜欢直接附着在宫颈上。根据性行为方式的不同，衣原体还可能传播到肛门、口腔和眼睛。衣原体的传播不需要精液，只要有性接触就可以了。亲吻不会传播衣原体，但口交可就不安全了。不幸的是，除了性接触，在温暖潮湿环境下的其他密切接触也可能成为传染途径，比如洗桑拿或到公共浴池洗澡。如果在去过洗浴中心后，发现尿道有灼烧感，并有分泌物，您一定要考虑到衣原体感染的可能。此外，女性下腹部疼痛和非月经期出血也可能是衣原体感染的警告信号。

衣原体喜欢感染黏膜细胞。研究表明，高达 10% 的年轻女性在感染时毫无症状。医疗保险公司会为 25 岁以下的女性及孕妇提供免费的衣原体筛查。孕妇在怀孕期间如果感染衣原体会出

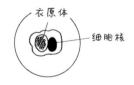

感染了衣原体的黏膜细胞

现严重并发症，准妈妈们会把这种病原体传染给自己的孩子，并可能导致胎儿出现眼睛、口腔和咽喉部的严重炎症。

衣原体感染还可能导致不孕，因为输卵管会因为炎症而粘在一起。少数情况下，会导致男性不育。有些人甚至会因此患上关节炎，因为免疫系统在拼命想除掉这些病原体时，对关节进行了"无差别攻击"。

如果确诊感染了衣原体，那么该病人过去 8 周内的所有性伴侣都要用针对衣原体的特异性抗生素来治疗。需要注意的是，近期因为扁桃体炎而服用青霉素的人衣原体感染后的症状是不典型的。

梅毒和淋病

梅毒螺旋体在显微镜下看很像一个红酒木塞起子。梅毒疹处的渗液中含有大量的梅毒螺旋体，在感染后的第 3 周起血液中能检测出相关抗体。梅毒螺旋体引发的症状是分阶段的。在各个阶段之间可能完全没有症状，因此人们可能毫无察觉。此外，梅毒被称为"模仿大师"，因为几乎所有皮肤病的表现它都可以模仿，诸如湿疹、玫瑰糠疹、药疹、银屑病、毛囊炎、斑秃，等等。因此，谨慎的皮肤科医生会对病人常规做梅毒血清学检查，以检测病人血液中是否有梅毒抗体，虽然这样的例行检查可能会激怒某些病人。

梅毒螺旋体

梅毒不同阶段的典型症状见下表：

梅毒分期及典型症状

分期	症状	评论
1 期（感染后约 3 周内）	各个开口（包括生殖器、肛门、口腔）的无痛性溃疡（硬下疳），附近的淋巴结肿胀	具有高度传染性
2 期（感染后约 8 周内）	类感冒症状、各种类型的皮疹（丘疹、斑丘疹、脓疱疮、湿疣）、脱发、肌肉和关节酸痛	具有强传染性，梅毒螺旋体入血侵犯全身各处，并在脾脏和淋巴结停留
3 期和 4 期（感染后 2 ~ 40 年）	几乎所有组织器官都会不同程度地受累	一般不具有传染性，器官严重受损，若不治疗可致死

如果孕妇感染了梅毒，胎儿几乎都会受累，要么是死胎，要么出生后有严重症状。

古老的淋病虽然不致命，但人们也不能对它掉以轻心，毕竟近年来淋球菌对抗生素逐渐产生了耐药性，使得治疗变得愈发困难。

如果感染了淋病，在性行为 1 ~ 14 天后会出现症状。在显微镜下，可以看到成对的小面包状淋球菌在乳状的脓性分泌物中"游泳"。淋球菌表面有细小的菌毛，这有助于其附着于生殖道黏膜上。80% 的感染女性没有症状，而男性只有 10% 是无症状感染者。感染人群通常会在早上发现尿道口有浆液或脓性分泌物，淋病还常常通过排尿时的疼痛来刷存在感。淋球菌还会影响泌尿生殖系统的其他器官，少数情况下甚至会进入血液播散，导致关节炎或心内膜炎。

如果孕妇有淋病，那么，经阴道分娩时，新生儿可能被感染，导致结膜炎、中耳炎或肺炎。

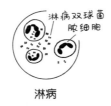

淋病

无论您在性行为后感染了什么，一定要说出来，告知您的伴侣或者信任的医生都可以。如今，在德国，传染病中有申报义务的只有艾滋病和梅毒，不过这些资料都是匿名收集的，仅用于数据统计。

真菌

某些真菌也可以在非常私密的地方出现，并通过性传播造成伴侣感染。这些真菌是具有坚固细胞壁和细胞核的共生菌。私密处的真菌感染最常见的是念珠菌病，主要由白色念珠菌引起。念珠菌病的表现很恶心，很多人认为这是由私处清洁不到位引起的。然而，过度的清洁只会让症状更加严重。

白色念珠菌导致的阴道炎分泌物是很典型的，呈白色易碎的豆腐渣样，它们是脱落的黏膜细胞和念珠菌的混合物。感染念珠菌的男性龟头和包皮会发红，上面附着灰白色的膜状分泌物，分泌物脱落处湿润潮红，常伴明显的瘙痒及灼烧感。另一典型表现是龟头炎症区域附近有许多卫星状分布的丘疱疹和小脓疱。

白色念珠菌只是偶尔通过性接触传播。实际上，每个人身上都有白色念珠菌，这些白色念珠菌的存在与性生活无关，数量较少，且与宿主和平相处，平时不致病。白色念珠菌引起的感染通常是因为黏膜受损和肠道菌群紊乱以及免疫力下降所致。如果保护性菌群受到抑制，那么白色念珠菌就会趁机活跃地增殖并富有攻击性。压力大、睡眠不足、感染、糖尿病、维生素 D 和某些微量元素缺乏、长期服药、怀孕、使用抗生素以及吸烟均会削弱免疫力，导致念珠菌病。阴道冲洗、用肥皂清洁私处、使用私处除臭剂、穿汗湿的内裤和化纤内裤也是危险因素。此外，即便是健康的阴茎，且短期内无危险因素的情况下，进行无保护性行为，也可能使伴侣阴道局部免疫微环境改变，导致念珠菌病。

令人欣慰的是，大部分念珠菌病可以用阴道栓剂和外用乳膏很快治愈。不过在治愈后，请适量服用益生菌以调节阴道菌群，并通过补充微量元素来调节免疫力。另外，如果真菌一直通过与伴侣的密切接触而反复交叉感染，则伴侣也需要接受治疗。

白色念珠菌

寄生虫

滴虫是单细胞寄生虫，在显微镜下看起来像带有微小鞭毛的梨，这个"梨"有一侧是波浪状的。无保护性行为会加速滴虫病的传播。滴虫在未经氯化的热水中能存活数小时。

如果在最后一次性生活或做水疗后的 4 ~ 20 天内阴部出现瘙痒和灼烧感，并且有脓性分泌物流出，则要去妇科或泌尿科进行检查。男性和女性滴虫病病人的分泌物都会有臭味，滴虫进入阴道或让前列腺发炎，蛋白质被分解，鱼腥和粪便的味道就散发出来了。滴虫病应用抗生素治疗可以收到很好的效果。经过治疗后，应进行涂片检查以确保治愈。

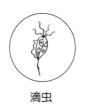

滴虫

人们平时说的"癞疮"，其医学术语是疥疮，是由疥螨引起的。疥螨长得又丑又胖，椭圆形，有 4 对足。雌螨约 0.4 毫米长，雄螨是雌螨的一半大。雄螨只是为了交配而存在的，大多在交配后不久就会死亡。雌螨交配后才会开始行动。它们用工具在皮肤的角质层上挖出隧道样的通道，并每天产下 2 ~ 3 个卵。孵化后的幼虫在 3 周后会性成熟，进而继续繁衍后代。

因为疥疮的早期症状不明显，所以初次感染后有长达数周乃至数月的时间进行传播（潜伏期比较长）。疥疮的典型症状为皮肤剧烈瘙痒；若经久不愈，则会出现小水疱、湿疹样皮炎、抓痕和脓疱等。如果去抓挠这些皮损，尤其是脓疱结痂后的痂皮和鳞片，其中的大量疥螨及虫卵就会随着指甲播散到身体其他部位或者别人身上。

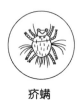

疥螨

疥疮可以通过性接触传播。如果诊室里来了个疥疮病人，可能全部的医生都会不由自主地开始抓挠，觉得哪儿都痒。通过握手被感染的可能性非常小，更亲近的"坦诚相见"才会被感染。瘙痒症状多在感染后 3 ～ 6 周出现，而不是我们以为的 2 分钟。但是，人类的想象并非空穴来风，而是有着深刻的历史原因：在石器时代，如果部落里有人染上了寄生虫病，最好的预防方法就是不停地抓挠，以除掉有可能已经在自己身上的小虫子。

如果您或您的家人怀疑自己得了疥疮，应该看看是否具有以下表现：

◆ 瘙痒在夜间格外剧烈。

◆ 您的性伴侣也遭受了一样严重的瘙痒。

◆ 在指缝间、手掌边缘、足部内侧找到了疥螨掘出的细隧道，形状像逗号或"S"形，长几毫米。

◆ 在显微镜下可以看到隧道口有个小隆起——那儿藏了一个疥螨。

◆ 其他皮肤较薄而且温暖柔软的部位也有类似表现，如臀部、阴茎、腹股沟、手腕、肘窝、腋窝、乳晕、脐周和腰部。

疥疮可以通过涂抹杀疥螨的霜剂或乳剂进行治疗，也可以通过口服药物进行对症治疗。此外，还必须通过外用几天弱效可的松软膏以抑制让人饱受折磨的瘙痒。

下面让我们来了解一下最大的生殖寄生虫——阴虱。阴虱大概有 1.5 毫米长，有时仅用肉眼就能看见。阴虱有 3 对足，前足细小，后 2 对足粗壮有钩，通过这些足钩，它们能抓住阴毛的毛干而紧贴于皮肤。

阴虱

阴虱最喜欢气味腺发达的地方——当然就是阴部了。阴虱造成的瘙痒症状也很明显，尤以夜间为甚。阴虱叮咬会引起少量出血，局部会出现蓝灰色瘀斑。对于男性来说，毛发较浓密的胸部和腹部也会成为阴虱的寄居地。最好的治疗方法是把毛（尤其是阴毛）刮干净。那种用于去除头虱的除虱油也是有用的。用超过60 摄氏度的水来清洗床上用品，或者把床空一段时间也有效：在不接触人体 12 ~ 24 小时后，这些舒服地栖息在床上的小混蛋们就会被饿死。

阴虱几乎只能通过性接触传播，或者是通过接触刚染上阴虱的人用过的毛巾或床铺而传播。大量的冲洗并不能去除阴虱，只会让它们变得更干净。不过，这种小东西因为现在阴毛修剪的流行而面临着灭绝的危险。

安全性生活指南

很可能以下的内容您早就了解了，但还是值得重温一遍，以确保万无一失！

1. 和固定且信任的伴侣以外的人发生性行为时，一定要用避孕套。对于女性同性恋来说，口交安全膜是防止感染的好东西。因为手指上可能会有微小的皮肤感染灶，口交过程中可能会因此造成感染，更别说阴道分泌物中还可能携带人类免疫缺陷病毒和肝炎病毒了。

2. 使用避孕套可不是百分之百安全的，有些性传播疾病的病原体喜欢定殖在避孕套覆盖区域外的地方，比如尖锐湿疣、传染性软疣、生殖器疱疹等。除了阴茎，这些性传播疾病的病原体还喜欢睾丸、阴唇、大腿、腹股沟、阴阜或肛周等处。内裤式避孕套可以把保护范围扩展至整个臀部和私密区域。使用全身避孕套也是一种办法。

3. 请开着灯做。至少刚开始的时候要开，以便仔细观察对方的生殖器。感染阴虱的人会在阴毛附近有小红点。炎症和尖锐湿疣也很好辨认。虽然不用一开始就用放大镜把对方吓跑，但是戴眼镜的人一开始还是不应该在"朦胧美"中进行下去。您可以在前戏期间进行谨慎的观察，这样就不会显得那么奇怪了。

4. 启动其他感官也是必要的。请使劲闻您的性伴侣外生殖器的味道。如果闻起来不健康，有腐败的味道、奶酪味或者鱼腥味，这就是警告信号。

5. 安全起见，请要求对方出示最近的血液及分泌物涂片检查结果。即便这样，也只能在一定程度上保证安全。

6.有人认为在性爱前盘问对方的病史非常尴尬恼人，但我想说，如果在美丽的一晚后，您不得不去看病，然后服用抗生素进行治疗，那才是真正的烦恼。如果您感染了性病却保持沉默，那就变成您和您的伴侣间无穷尽的交叉感染了。

第 10 章　肛门的欢愉与痛苦

孩子们喜欢毫无禁忌且充满好奇地探索自己的身体。浴缸就是个探索的好地方。在温暖的洗澡水中，有的孩子会放松地把手指伸进自己的肛门，以感受肛门内黏膜那令人难以置信的柔嫩和平滑。个别孩子还会顺带发现一些有趣的"小球"，并把它们弄到体外，于是这些小球就会在洗澡水中漂浮，或者谜一般地沉下去。父母看到这一幕大都感到抓狂并会发出惊叫。孩子们则会觉得父母大惊小怪，因为他们认为这些小粪球落入水中实在太好玩了。

2～3岁这个阶段被称为"肛门期"。我们中的所有人都会经历这个时期，而在这个时期所收到的充满矛盾的教育信号会贯穿我们的一生。这是充斥着厌恶和唾弃、禁忌和欲望的敏感时期。精神分析学家发现，在肛门期，孩子开始对与肛门有关的骂人话产生兴趣，总把"屎""尿""屁"挂在嘴边，开始有贪婪的意识（"我不想放弃任何东西"，这是孩子拒绝排便行为的发展）；对于有强迫症或喜欢将肛门作为性器官的人来说，他们在这一阶段就会表现出对自己的生活和其他人的时间的控制欲（如控制自己的排便）。许多行为的发展都可追溯到这一时期。

如果您在阅读本章时感到不适，或者条件反射地夹紧屁股，我要对您说：别担心，大家都一样。在现代社会中，好像没有什么比屁股和与其相关的东西更让人讳莫如深的了。不过，打破这个禁忌非常重要，因为这个身体部位有很多我们需要搞清楚的东西，首先就是肛门疾病，人们对此往往保持沉默，不如我们来谈谈这个话题吧。

屁股自动清洗装置

一般来说，上厕所并不总是一件愉快的事情：放屁声、呻吟声、扑通声都有，还臭。女性朋友们往往会寻求一些解决办法。她们会持续不断地冲水，试图掩盖排便发出的各种声音。至于令人不悦的臭味，则会通过香薰和大量的清新喷雾来解决。另一种选择是，冒着腹胀和便秘的风险不去上厕所。无数的女性在与梦中情人第一次度过浪漫的一夜时，都面临着这一困境："拉还是不拉，这是个问题。"对于这个问题，憋着不去厕所并非良策。

日本人似乎在上厕所的时候要放松一些。日出之国的一项发明目前正在大举挺进欧洲，那就是全自动智能马桶。这项发明的出现至少对于那些在相对放松状态下才能顺利排便的人来说是个福音。

首先，坐在全自动马桶座圈上就能让人大吃一惊。马桶座圈的温度非常舒适，就像之前上厕所的那个人坐在上面玩了半小时平板电脑一样。这就是它的座圈加热功能。这种全自动马桶还安了 LED 灯进行照明，晚上上厕所也能准确找到位置。灯光的颜色还可以自己选，使人在排便时能保持积极的心态。您可以打开音乐或者放出其他的声音，这样就能毫不费力地掩盖那些不动听的声音了。马桶自带的通风装置可以迅速消除令人不爽的异味，您还可以按下按钮让马桶释放具有花香或水果香气的除臭剂来去除异味。

上完厕所后，您还可以用喜欢的模式把肛门和女性私密部位用温水冲洗干净并烘干。马桶盖甚至还有按摩功能：喷管可以伸到屁股下面来回移动，像洗车水龙头一样喷水。这对有某些特殊癖好的人来说可能另有他用……

下一代的智能马桶盖也许可以收集医学数据，分析尿液，将粪便中的脂肪含量及其他信息传送给家庭医生。对于脸谱（Facebook）、照片墙（Instagram）或推特（Twitter）等社交媒体的重度使用者来说，通过马桶内置的摄像头，把自己那"一坨"的照片发送给网络社区的朋友，这在未来完全可能实现。就像在肛门期的孩子一样："妈咪，看我拉了这么大一坨！"

让我们还是回到日本超级马桶的话题上吧：这到底是个鸡肋还是个真正的好发明？事实上，有清洁功能的全自动马桶并不像人们一开始认为的那样是种疯狂的想法，因为即便使用传统的马桶，肛门一样也是要用清水清洗的。这是我们的屁股唯一需要清洁的地方。

肛门瘙痒

至少有 5% 的人饱受肛门瘙痒之苦。究其原因，并不是很多人以为的屁股不干净，恰恰相反，是清洁过度了。肛周处非常敏感。它总是在暗处，有杀菌消毒作用的阳光照不到它；它所处的环境是温暖潮湿的，所以那儿的皮肤柔软而娇嫩。除了散发具有

个人特点的"臭味"外，肛周的气味腺还
会分泌一种弱碱性物质，它会破坏酸性
保护膜。人们每天都通过肛门排出粪便，
在这种情况下，人们自然而然地想清除
掉屁股上的残留的颗粒，但侵蚀性很强
的洗涤剂会损伤皮肤的保护膜。如果肥
皂等碱性清洁剂残留在了这娇嫩的部位，
就会产生刺激并导致所谓的接触性皮炎。

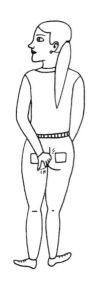

　　除了肥皂和其他清洁产品的表面活
性剂残留外，带香味的厕纸和有防腐剂
的湿巾也会伤害肛周皮肤。毕竟肛周是
科学上公认的性敏感区，那里神经纤维
非常丰富。不过，有时候优点也可能同时是缺点。

　　皮肤组织中的肥大细胞脱颗粒释放组胺和类胰蛋白酶，这些
瘙痒"信使"通过皮肤中密布的神经纤维非常缓慢地将折磨人的
瘙痒感传导到中枢。同时，这些信使物质还会导致所谓的神经源
性炎症，即因搔抓、摩擦、剐蹭、刷洗等行为刺激神经纤维引起
的炎症。为了避免这样的刺激，上面提到的"臀部淋浴"当然是
一种很好的选择。

　　肛门瘙痒可能还有其他许多原因。残留粪便和腹泻排泄物及
其中含有的消化酶会刺激肛周皮肤，就像洗护用品一样。此外，
神经性皮炎、牛皮癣、细菌或真菌引起的感染、尖锐湿疣、疥疮、
肠道寄生虫病和阴虱也可以导致明显的肛周瘙痒，肛门癌、外阴
硬化性苔藓也会引起肛周瘙痒。当然，敏感皮肤出汗潮湿或者肛
周的毛发摩擦也能导致肛周瘙痒。

　　如果一家人都有肛周瘙痒症状，这很有可能是蛲虫引起的。蛲虫会在晚上从肛门里爬出来，在附近的皮肤上产卵，虫卵会在早上掉落，被其他家庭成员像灰尘一样吸入肺里。如果病人实在痒得受不了，伸手去搔抓肛门，虫卵就会附着在指甲缝里。蛲虫病病人主要是那些爱啃指甲的人，现在您知道原因了……

　　如果怀疑自己感染了蛲虫，可以在如厕后观察一下排泄物：在粪便被冲下去之前，仔细看看是否有细线状的虫子在它们的天国中徜徉。另一种方法是起床后把透明胶带粘在肛门上，然后小心地取下。如果您感染了蛲虫，就会发现有虫卵被粘在上面。如果您发现了虫子，不必担心，家庭医生可以帮您做出进一步的诊断，并且制订相应的治疗方案。注意手部卫生、剪短指甲可以起到很好的预防作用。

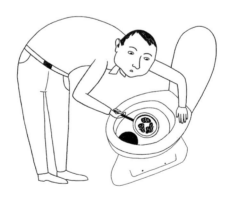

　　蛲虫当然不是肛肠科医生唯一拿着放大镜仔细寻找的"宝贝"。肛肠病学是专业护理直肠（"粪袋"）和肛管（排便口）健康的学科。痔疮、软纤维瘤、肛裂和肛门血栓都可能导致肛门瘙痒。

我们接下来说说您还需要做什么，还要告诉您为什么一定要拿着放大镜仔细看看那里。

藏毛窦

下体的毛发总是相对浓密，特别是男性。臀部两瓣之间摩擦会让尾骨处的毛发与皮肤频繁接触，毛发尖端可能会刺破皮肤并滞留于内。组织会对这种伤口产生炎症反应，并迅速将防御细胞（中性粒细胞和淋巴细胞）和封闭细胞（巨噬细胞和上皮样细胞）输送过去，把这些讨厌的毛发隔离或包裹起来，形成所谓的"藏毛窦"。遗憾的是，这个藏着毛发的小窦并没有自我修复的意思。

如果您觉得不对劲，可以拿起镜子观察一下自己的臀部。您可能会震惊地发现，在尾骨中线处有细小的凹坑或者暗红的囊状突起。其深处的藏毛窦是细菌藏身和繁殖的好地方，因而很可能出现细菌感染，并形成由伤口分泌物、脓液和血液混合而成的反复不愈的脓肿。脓液是葡萄球菌和免疫细胞的混合物，呈乳脂状。如果脓肿不能迅速找到正确的出口，它们会找其他出路：要么让脓腔变大，同化周围的健康组织，直到脓腔破裂；要么在组织中钻一条新的窦道。医生将其形容为"狐狸打洞式"。

脓肿和窦道的外壁厚得像一堵墙，抗生素无法渗透进去。藏毛窦无法通过口服药物、挑破来治愈或者自愈。医生要把整个窦道切除，因为如果不把整个窦道连带着其中的毛发一起去除的话，还会复发。

大多数情况下，窦道切除后创面要开放着愈合，即不把皮肤缝合，以利于伤口分泌物顺利排出。伤口可能要在数周甚至数月后才会愈合。

皮赘痔（前哨痔）

很多人的肛门周围都会出现皮肤的变化。这些变化仅通过外观不一定能看出来是什么病变，医生有时候需要取一些皮肤样本送病理实验室检查，以确定是瘢痕、感染还是癌变。

不过皮赘的外观非常典型，很容易辨认出来。它们单个出现或呈花环状围绕在肛门周围。它们很柔软，有时候肛肠科医生会将其形容成肉一样的质地。这种无意义的东西可能是无缘无故出现的，也可能是肛门发生病变或进行手术等干预后出现的。这种皮赘不会引起疼痛，但有时会让肛周清洁变得困难。肛门本来就是有褶皱的，加上这些皮赘之后，藏污纳垢的地方就更多了。粪便残渣或残留的肥皂都会导致对它的刺激。医学上称这种皮赘为"皮赘痔"，它源自法语词"小无花果"。20 多岁的女性也会长这种小东西，她们通常误以为这是痔疮。

皮赘痔无须治疗，除非对私处的美感有极高的要求，希望自己有个完美无瑕的"菊花"。一个同事曾经向我抱怨，在他多年的性经历中，遇到很多女性"菊花"上有毫无美感的皮赘。生过孩子或做过会阴侧切的女性更容易长皮赘。如果这些"小无花果"真的让您感到困扰，可以通过手术或激光治疗将其去除。

痔疮：十男九痔、十女十痔

您有没有过特别想拉屁屁却还是可以憋住的时候？您是否觉

得这是个特别神奇的事情？在出席特别重要的会议、跟着私教锻炼或想要和别人调情时，只要集中精力，就能忍住便意，这是不是令人称奇？（意外情况另当别论）

这种"壮举"不是单凭肛门括约肌就能达成的，还需要其他的精巧构造——肛管中的血管垫（肛垫）——的帮助。肛垫能够感受到呼之欲出的到底是固体、液体还是气体。它们是可充血的海绵状血管组织，根据压力和必要性将血液排空或充满，以确保肛门闭合时的密封性。肛垫可以演变为人们常说的"痔疮"。如果有人问您："您有痔疮吗？"您可能会下意识地回答"没有"，但是您确实可能有这个问题。几乎每个人都有痔疮，但不是每个人都有症状。

这样的海绵状血管组织也存在于阴茎中。阴茎海绵体在兴奋时会被血液填满，放松时血液会被排空。与之不同的是，肛门海绵体几乎一直要保持兴奋状态，只有在排便时才会放松。保持肛垫正常的重要前提条件是排出的粪便应是形状标准的香肠状。如果粪便质地稀黏，比如腹泻时，肛门括约肌不能正确地打开，肛垫中的血液也不能被完全清空，这比便秘还难受。反过来，如果粪便总是硬得跟羊粪一样，对于肛垫来说也很不健康。研究表明，不管是经常腹泻还是经常便秘的人都容易患痔疮。此外，在西方国家，30 岁以上的人 70% ~ 90% 有痔疮。久坐的人特别容易得痔疮。50 岁以上的人，没得痔疮似乎都不正常了。

前列腺肥大会让情况变得更糟。60 岁以上的男性在排尿时常因前列腺增生而加大腹压，这会导致痔疮发作得更厉害。此外，结缔组织变弱虽然可能是遗传的，但在生命的后期也是必然会出现的。结缔组织支撑、固定着肛垫。如果这些组织变弱，肛垫就会下移甚至脱出肛门。

怀孕期间，痔疮是个棘手的问题。因为胎儿会压迫静脉，导致肛垫内静脉血回流受阻，这和久坐、运动过少和摄入液体太少是一个道理。经常上厕所或上厕所太久的人以及肛门括约肌过强的人，也会因肛垫内静脉血回流受阻导致肛垫充血肥大。这最终会导致我们的肛门失去应有的密封功能，使肛管内黏液漏出，甚至是大便不受控制地排出。

痔疮的四个度

痔疮的分度及其临床表现详见下表：

痔疮的分度及其临床表现

分度	痔疮表现	临床症状
1 度	只有在直肠镜检时能观察到；血管显露、结节状、有出血裂口	少量排出的液体可导致肛门瘙痒，排便时出血
2 度	受力时脱出肛门，压力消失后可自行复位	有排便不尽感、灼烧感，肛门瘙痒程度加剧，较少有疼痛感，经常便血
3 度	持续脱出肛门，必须用手才能还纳复位	肛门瘙痒而且疼痛，内裤上偶尔会出现棕色污渍
4 度	持续脱出肛门，难以用手还纳复位	便血变少，但是肛门疼痛剧烈，肛门清洁变得困难，内裤上常有粪便污渍

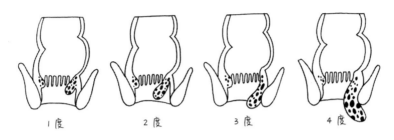

| 1度 | 2度 | 3度 | 4度 |

痔疮的分度

很多病人在便血、肛门瘙痒、肛门疼痛或有排便不尽感时才去看医生。就算您非常不情愿去肛肠科（这也情有可原），那也不应该拖得太久，因为痔疮越早治疗效果越好。

为了便于肛肠科医生开展治疗，病人通常需要双腿叉开躺在特殊的椅子上。这种如同甲虫翻过来一样的姿势被称为"截石位"，女性在做妇科检查时常采用这样的体位。大部分人觉得这种体位很令人难堪。少数情况下，需要采取左侧卧位或者令人羞耻的膝胸位。当然了，无论采取什么样的体位受检，都得袒露私密的地方，好让医生放手去操作。这样想会让我们好受点：肛肠科医生热爱自己的工作，因为他们可以治好很多"菊花"，让病人重获健康。那些病人双腿打开所袒露的身体"开口"及其内容对医生来说仅仅是工作对象而已，他们并不太在意。

医生会像看手表的表盘一样审视肛门。截石位，通常会在3点钟、7点钟和11点钟方向发现痔疮。

如果痔疮导致了症状，就应该及时去治疗。治疗痔疮有一系列方案，比如可以打硬化剂。将注射器随直肠镜一起置入肛门，然后轻轻地将硬化剂注入痔周围的组织中。由于肛垫没有疼痛感受器，因此病人在治疗时只有压迫感。也可以使用激光或红外线加热让痔核凝固脱落。还有一个神奇的方法，就是用橡皮筋套扎痔疮的根部，就像扎马尾辫一样，这样痔核就会由于缺血而萎缩坏死并自然脱落。但是，服用抗凝药的病人绝对不能使用捆扎法来治疗痔疮。

如果痔疮已经发展到了 3 度或 4 度，那就必须做手术了。因此，及时就医是非常重要的，因为这能防止病情加重。对于痔疮来说，治疗方式越激进，风险就越大，甚至可能让肛门这个精密装置永久损坏，从而导致闭合不良、粪便漏出。

那么，病人自己可以做些什么？痔疮病人可以用含单宁的洗液、含或不含可的松的消炎乳膏、锌糊或含麻醉剂的药膏来减轻疼痛和瘙痒。如果有便秘，不建议使用泻药，因为泻药往往会加重病情。车前子壳、亚麻籽油和乳糖的通便效果都是非常好的。洋葱、酸菜、酸菜水、李子干、纳豆、酒精性发酵乳饮料"开菲尔"等都有利于形成形状良好的粪便。此外，请记住："菊花"有强迫症，它喜欢在每天的同一时间以一定的习惯（比如一定要看报纸）以固定的流程（比如早饭后排便）进行排便。如果一切都按部就班，没有干扰因素（比如陌生的厕所、吵闹的环境），这样的仪式完成后我们会感到幸福和安全。这样，屁屁就能幸福地到达自由之地了。

寻找蓝色小球：血栓性外痔

准备好对自己的身体做个小检查了吗？请再次脱下裤子（如果您已经穿上了的话），打开灯，用手持镜观察肛门。在肛门上使劲往下压一下，除非有痔疮，不然您可以在娇嫩的肛门褶皱下看到蓝色的静脉。这些静脉负责将乏氧的静脉血送回心脏。和所有的静脉一样，这里也会出现血栓。

　　著名病理学家鲁道夫·菲尔绍认为血栓形成需要具备三个要素：一是血管壁不光滑。当血管壁不光滑时，血小板可能会停留于此。我们可以拿瓷砖来进行比喻：如果瓷砖表面是光滑的，灰尘就不容易附着在上面。如果上面有了划痕，那么，划痕处就会有灰尘聚集。如果血管壁受损，血凝块就会在这些地方产生，并不断增大。二是血管壁的支撑力减弱。当血管壁支撑力减弱时，血液的流速会减慢，甚至会淤滞在血管中。三是血液黏稠或处于高凝状态。

　　现实中是这样的：那些喜欢运动、喜欢骑自行车、热衷于运动式性爱（在电影《搏击俱乐部》中称为"运动性爱"）的人，以及喜欢用情趣用品进行肛交的人，出现肛门静脉血栓的概率比较大。如果您在排便时非常用力，或者喜欢在马桶上坐很长时间，那么您也很危险。

　　血栓性外痔会导致肛门瘙痒和疼痛。如果您存在上述情况，请立马用镜子照照屁股后面：您是否看到了像猫狗身上的虱子那样的蓝色小球，或者蓝色的一串珍珠项链一样的东西？如果有，那您就要去诊断一下了。

　　出现这种情况，您也无须太过担心。这种特殊的血栓不会像下肢深静脉血栓那样能引发肺栓塞，它只是会让您的肛门剧烈疼痛。如果疼痛难以忍受，就需要让肛肠科医生把整个肿块切掉，然后用坐浴的方法并使用消炎药膏来让伤口愈合。疼痛尚能忍受的，可能 3 ~ 5 天后就慢慢减轻了。此后，血栓会慢慢消失，大约需要 4 周即可恢复。

肛裂

我们在前面提过皮赘痔，它是一种长在肛门附近的无害皮赘。如果皮赘痔是由肛裂引起的，我们就称它为"前哨痔"。

肛门的裂缝可能非常表浅，也可能深入身体组织，如同溃疡一样可以深达肛门括约肌表层。

排便时，这个裂口可能会被撑开，造成持续数小时的钻心疼痛，这是因为裂口处密布着感觉敏锐的神经末梢。如果不及时治疗，急性肛裂会发展为慢性肛裂，并导致其他问题。

肛裂的形成，既可能是因为粪便过粗过硬（将肛管撑裂），也可能是因为粪便过稀（肛管无法得到适当的伸展来保持弹性），肛交时受伤、痔疮和过度使用泻药也会增加肛裂的风险。粪便过硬的人很容易陷入恶性循环。首先，粪便过硬会导致肛裂。但病人还常常因为粪便过硬而使用泻药，这会导致糊状的粪便进入开放的裂口，浸润伤口并侵蚀伤口边缘。裂口最终会发展成溃疡，这会导致肛门内括约肌痉挛，肛门狭窄。伤口的炎症渗出会对肛周皮肤形成刺激，结果造成肛门湿疹，表现为瘙痒、皲裂等。因肛门疼痛而恐惧排便会使便秘加重，然后只能再次求助于泻药……就像所有疾病一样，早发现、早治疗是最好的解决方案：去看医生，或者给和您关系好的皮肤科或肛肠科医生发一张肛门的"自拍照"吧！

一种被证明有效的治疗方案是扩肛训练——放松和扩张肛门。这种训练要用到麻醉药膏和专业扩肛器（不是情趣用品商店里卖的那种，要去药店买）。在药店排队，跟店员说："请给我来个扩肛器"，这一定是个难忘的经历。也可以使用特制的卫生棉条（不要塞得太深了）。请记住：扩肛的时间不能超过 2 分钟，因为肛门也需要放松。

如果您不想探索自己的"后门"，也可以通过药物让肛裂好转。可以使用地尔硫䓬乳膏，这是一种外用降压乳膏，有助于降低肛门局部血管的压力。也可以外用硝酸甘油，每天在肛门上涂 2 次。不过它可能会导致头疼，而且价格较高。硝酸甘油通常是用于治疗冠心病的，作用是松弛血管平滑肌，进而扩张血管。它可以在肌肉中转化为一氧化氮，然后扩张血管，这与阴茎海绵体的勃起机制是一样的。地尔硫䓬乳膏和硝酸甘油还能促进血液循环，并协同免疫系统发挥作用。

另一种能让紧张的肛门括约肌得到放松，使肛裂有机会愈合的方法是注射肉毒杆菌毒素。肉毒杆菌毒素不仅能够除皱（不过量使用的情况下），也能"抚平"僵硬的肛门。肉毒杆菌毒素是来自肉毒梭菌的毒物，常见于腐坏的罐头，如果误食这种罐头，可能会导致呼吸麻痹。但低剂量使用肉毒杆菌毒素几乎没有什么副作用，而且人体对它的耐受性非常好。肉毒杆菌毒素可以抑制能让肌肉紧张的神经递质乙酰胆碱从神经突触中释放。治疗肛裂时，肉毒杆菌毒素只被注射到肛门内括约肌中。其治疗目标是，既不损害肛门内括约肌的功能，又不削弱肛门外括约肌的功能，以维持对大便和放屁的控制。肉毒杆菌毒素的效果可以持续 5 个月，这么长的时间足够肛裂愈合了。

肛裂的最佳护理方法是让粪便保持中等硬度。为了达到这样的质地，可以用药店卖的膳食纤维和益生菌药物，也可以吃未经巴氏灭菌的酸菜。此外，每天要喝 2 升以上的水，还要做足够的运动。镁可以让肠壁的肌肉放松，让粪便能在肠道内顺利地通过。

富含镁的食物有坚果、全麦和某些蔬菜。此外，还可以进行单宁坐浴或外用锌糊。使用氢化可的松软膏（一种激素乳膏）虽然在缓解症状方面见效快，但不建议长期使用，因为可的松会导致组织的免疫力进一步变弱，延缓伤口的愈合。

有一些疾病与肛裂的症状类似，比如克罗恩病、梅毒（扁平湿疣）或者无保护肛交导致的直肠细菌感染。另外，当您在厕纸上或大便中发现血迹，或者感到肛门疼痛、在肛门处摸到异物时，都要去看医生，以排除肠癌和肛门癌的可能（虽然可能性不大）。

肛门癌和子宫内膜癌一样，大部分是感染人乳头瘤病毒造成的（尖锐湿疣也是其引发的）。接种人乳头瘤病毒疫苗可以预防80% 的肛门癌。还有个忠告：远离香烟。吸烟也是肛门癌的危险因素。有时，在常规体检中仅用肛门指诊就能发现肛门癌。就像痔疮会导致大便带血那样，肛门癌可能会导致大便失禁，也就是放屁会崩出屎来（详见第 2 章）。

肛周脓肿

请您想象自己是个男人（如果您本身就是男人，那就不用发挥想象力了），而且与一位皮肤科医生一起度过了 15 年的幸福婚姻生活。您的妻子每天都撩起病人的衣服，查看皮损，这难免会涉及隐私部位（他们的肛门也不例外）。假如您感到肛门处有种钻心的疼痛感，您会说"亲爱的，我屁股疼……"吗？如果您会这么说，接下来，您的妻子可能会这样问："最近便秘吗？你是不是在拉屎的时候一直在玩手机，然后拉得太使劲了？把裤子脱了，我给你看看。"

　　我的一位同事的老公在妻子提出要看看他屁股的要求后，尴尬地连连摆手说："不用！不用！"因为他认为自己的屁股只能和水还有厕纸接触，但老婆不行。他忍受了多日的痛苦，直到疼得实在受不了了，才让妻子帮他检查。妻子很快发现，他的屁股上有个紫红色的肿块，发热而且坚硬。这是个肛周脓肿！

　　肛周脓肿在紧急情况下是要上手术台的。脓肿要在病人麻醉的状态下切开，手术后，肛门周围会留下一个大而深的洞。我同事的老公算是幸运的：如果他再晚点儿手术，脓肿可能就损伤到肛门内括约肌了，这会导致大便失禁，如果那样的话，屁和大便都会一往无前地向前冲了！您看，所谓的禁忌根本没什么意义，千万不需要端着，该说就得说。

　　30% 的肛瘘是由肛周脓肿造成的。医生会告诉您，只有脓肿被切开并彻底排空脓液，肛周脓肿才能被治愈。最好把包裹着脓液的组织一并处理掉。如果肛周脓肿不治疗，任其发展，它会在某天自行破溃，这虽然会使脓液得以排出，使症状得到暂时缓解，但随后破溃口会愈合，脓液会重新积聚，形成新的脓肿。

　　肛周脓肿通常源于肛腺感染，而肛腺的发育和功能主要受性激素调节。男性肛周脓肿的发病率比女性高，因为他们的肛腺更发达。现代社会中，肛腺已经失去了它原本存在的意义。肛腺是祖先留给我们的气味腺"遗物"，以前它是用来吸引异性的。如今，肛腺的这方面作用很有限，反而会偶尔不合时宜地发展成脓肿。其他如憩室炎或克罗恩病等也会诱发肛周脓肿，但极少见。

　　肛腺在肛管内的锯齿状边界线处开口。这条锯齿状的边界线医学上称为"齿状线"，是肛管和直肠的分界线。

　　肛周脓肿通常起源于肛腺的炎症。如果一开始脓液较少，脓肿没有破溃，那么炎症会首先向内侵犯肛管形成内口，并努力"探索"另一端的出口。如果找到了出口，就会形成瘘管：穿过脂肪组织和结缔组织层到达肛周皮肤，甚至阴道。当脓肿最终形成时，各种各样的症状就显现出来了：皮肤出现青紫色的肿块，伴着令人绝望的剧痛，有的病人甚至会产生对死亡的恐惧。

对于单纯性肛周脓肿，医生通常会将其切开，排脓清创，然后等待数周，让伤口愈合。对于脓腔与肛管相通的复杂性肛周脓肿，可以暂时不探查内口，仅切开排脓，使其保持开放状态（否则瘘管可能继续向其他方向发展），等到炎症消失、瘘管形成，再按肛瘘进行二期手术，或者用激光治疗，让瘘管闭合。如果没有重新形成瘘管，肛周脓肿就不会卷土重来。

从后门进：肛交

现在您已经对肛门有了比较深入的了解了，希望您已经对谈论一种很多人连名字都不想提的性交方法也做好了心理准备。肛交被人们称为"走后门"。肛交是人们讳莫如深的禁忌，虽然对于很多人来说，这也是性爱中令人享受的一部分。有些人喜欢把肛交和同性恋联系在一起，但是肛交的范围可不是这么小的。对于很多异性恋来说，这只是众多性生活"花样"中的一种。此外，在有处女情结的文化中或很难买到安全套的地方，这是一种比较安全的性交方式。

肛门看上去如同玫瑰花萼，因此，人们给了它"小玫瑰"的雅称。但它闻起来可没有玫瑰花的香味，大部分有过肛交经历的人都对这个地方的卫生情况感到担忧。如果对提肛交的要求感到很羞耻，幽默是缓解尴尬的好办法，有一些暗语可以隐晦地表达这种请求，如"嗅一嗅玫瑰花""玫瑰巧克力"或是"我巧克力色的汽车喇叭"。

成功排便后，直肠会在几小时内是空的。但这并不能保证安全。安全起见，经常"走后门"的朋友在肛交前应进行灌肠。可以用淋浴软管进行冲洗。如果您没有经验，建议不要轻易模仿，否则后果自负！您也可以使用在药店购买的专业医用灌肠器进行灌肠。灌肠可以清除残留在肛管中的粪便。但是，肛管黏膜是永远不会达到无菌的程度的。因此，肛交后绝对不能把阴茎拔出来直接插入阴道！如果那样做，肠道中的致病菌就会进入阴道，造成阴道菌群失调，进而导致阴道感染。肛交后，应使用避孕套或进行阴茎清洗后，再进行阴道性交。

我知道，读者中有初体验者，有经验丰富的老手，也有感到好奇的，当然也有排斥且厌恶的，不过，想尝试肛交或者已经尝试过的人都应该了解一些相关医学知识。不感兴趣的读者可以直接跳过这一部分。在第一次肛交前，应该稍微放松一下肛门括约肌。有一些肛门拉伸工具（有专为女性设计的粉红色版本）可以使用，假阳具也可以，如果您喜欢刺激、灼热的感觉，也可以用姜。在肛门上涂抹润滑剂让摩擦力变小，这样可以保护脆弱的黏膜和括约肌。如果您手头没有专业的润滑剂，可以用唾液、阴道分泌物或家里有的其他东西来代替。有一次我出诊，发现一个男人的阴毛上沾着人造黄油，我马上就明白了。

如果使用安全套，请使用加厚款，这能降低感染风险。如果彼此确定对方没有传染病，那么安全套也不是非用不可。

一个朋友曾向我描述过他的"无套肛交"经历：完事以后，

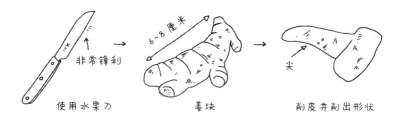

非常锋利

6～8 厘米

尖

使用水果刀　　　　姜块　　　　削皮并削出形状

自制肛门拉伸工具

他在自己的包皮内发现了一粒玉米！

此外，请平静呼吸并放松。如果没能成功进入，或者感到疼痛，请立即停止。疼痛感必须严肃对待，这是受伤的信号。不要用蛮力，成功往往来自 99% 的耐心加上 1% 的唾液。暴力插入有时候会以一场手术而尴尬收场。此外，粗暴的肛交可能会导致肛门静脉血栓形成、肛裂、痔疮或者肛门括约肌损伤。

肛门拳交是肛交的一种特殊形式，即以整个拳头和部分前臂插入肛门。曾有一个病人，他自豪地把自己拳交进入的深度文在了前臂上……

好了，这个话题我们已经说了很多，也许对您的冲击有点大，该暂停一下了。作为收尾，我再给您讲一些维护肛门健康的小窍门。

幸福的肛门：肛门的日常护理

1. 最好只用清水冲洗肛门。

2. 如果感觉用清水冲洗还不够，请使用温和的酸性洗涤剂

（含糖基或椰油基表面活性剂的洗涤剂），但要彻底冲洗干净。

3. 应急情况下，可用红茶、橡树皮煮水或用合成单宁溶液坐浴，这能迅速缓解症状。

4. 对于刺激症状的预防和治疗，可以使用锌糊。

5. 含抗真菌、抗细菌或麻醉剂成分的可的松软膏不能长期使用（最多 2 周），且应在医生的指导下使用。

6. 如果症状持续，必须去医院，到肛肠科进行彻底检查。

7. 为了让排便通畅，最好做到高纤维饮食、每天至少喝 2 升水、维持足量的镁摄入和适量运动。

8. 养成良好的排便习惯，每天固定时间、固定流程地排便。

9. 55 岁前要去做肠镜检查（有结肠癌家族史的人要更早）。

第 11 章　尿失禁

不久前，我在公交车站见到一位 30 多岁的母亲，在她身边放着一辆婴儿车。她的站姿很放松，但突然间，她并拢了双腿，然后咳嗽了两声。您知道她为什么这样做吗？没错，她想避免在咳嗽的时候漏出尿。在大笑、突然发出动作或抬重物时也可能发生类似的情况，有的人甚至完全无法控制尿液流出。

在德国，约有 500 万人饱受尿失禁之苦。60 岁以上的女性，大约一半有尿失禁症状。年轻女性也可能出现尿失禁，特别是在生育后。她们觉得这非常难为情，只有在医生的不断追问下才会说出症状。多数情况下，仅通过针对性的盆底肌训练，尿失禁症状就能得到改善。

男性也可能出现尿失禁症状。这是前列腺手术后常见的并发症，由控制膀胱功能的神经受损所致。即便在年轻男性中，尿失禁也会发生。卒中、脑瘤、帕金森病、多发性硬化症、尿路感染、膀胱癌等都有可能引起尿失禁。

尿失禁的女性可能由于习惯了月经时垫卫生巾，所以有时会觉得无所谓：只要用厚一点的卫生巾就好了嘛。而男性对卫生巾并不熟悉，认为裹上"尿布"让自己备受屈辱。此外，尿液的骚味，潮湿及其导致的皮肤湿疹、溃疡，以及相关卫生用品的开销也随之而来。

最常见的 3 种尿失禁为之前提到过的压力性尿失禁（就像车站里的那个妈妈）、急迫性尿失禁和两者兼有的混合性尿失禁。女性的尿失禁患病率是男性的 2 倍。对于患有尿失禁的人来说，这个问题严重影响了他们的生活质量，并限制了他们的社会活动。

压力性尿失禁在腹部压力明显增加、膀胱负荷过大时就会发生，比如咳嗽、打喷嚏、大笑或者进行体力活动时等。正常情况下，进行上述活动时是不会有尿液漏出的。如果盆底的结缔组织变弱（生育后或绝经期，长时间雌激素缺乏，盆底肌未受训练），那么尿液漏出就不可避免了。

盆底就像一张由肌肉和结缔组织组成的弹簧床，如果缺乏弹性，这张床就变成了吊床。正常情况下，位于耻骨正后方的膀胱在腹压的作用下就有下移的倾向，如果盆底的支持组织缺乏弹性，膀胱和输尿管连接处位置下移、角度改变，尿道括约肌的封闭功能就会下降。对于女性来说，除了超重者需要减肥外，通过运动和物理疗法增强盆底肌的力量是首选的治疗方法。普拉提、阚提妮卡锻炼法、骑马、瑜伽等在任何年龄段和健身水平都能开始的运动对于盆底肌训练都是很好的选择。

您还可以使用在情趣用品商店或药店里购买的阴道哑铃等进行康复训练。方法是每天最少 2 次、每次 10 ~ 15 分钟，在走路或站立时放入阴道中。这些辅助工具可以增强阴道的收缩力，并使锻炼者在几周内感受到盆底肌力量得到了明显提升。当然，这也可以提高性生活质量。

女性还可以借助自己的丈夫进行训练。在性爱时，用盆底肌有节奏地或者持续地夹住阴茎。您的丈夫最开始可能不会有感觉，但当您训练了一段时间后，他会感到妙不可言。在体育锻炼中用于增强肌肉力量的肌肉电刺激训练仪也可以用于训练盆底肌，这种设备可以像健身计算机一样测量并可视化地显示肌肉的张力并提供训练方案，值得一试。

对于绝经期女性来说，可以使用阴道给药的低剂量雌激素栓剂或乳膏。由于松弛的组织仍具有雌激素受体，因此这种方法可以快速取得不错的效果。

如果上述措施还不够，可以到医院去，专科医生会通过手术置入固定用的吊带材料以拉紧组织。

发生急迫性尿失禁时，人们会觉得膀胱满了，需要马上去厕所，但实际上膀胱中的尿液并不多。正常情况下，膀胱可容纳300 ~ 350毫升尿液，这大概是一杯半拿铁玛奇朵的量。健康人在尿液量达到100毫升以上时才会有想去厕所的感觉。而对于急迫性尿失禁病人来说，这种有计划的行动则变得不太可能。因为他们的膀胱过于兴奋，会突然收缩，无法自控，往往在去厕所的途中就已经尿裤子了。

针对这种尿失禁，人们可以通过控制饮水量、定时上厕所和训练盆底肌来解决，也可以服用药物或通过神经刺激来放松膀胱的肌肉。注射肉毒杆菌毒素也能取得良好的效果，因为过度活跃的膀胱肌就像面部的表情肌一样可以被高度稀释的肉毒杆菌毒素所松弛。这种治疗的好处是不需要全身用药。如同前文所述，压力性尿失禁和急迫性尿失禁可能会同时出现。目前已经有了多种尿失禁的诊断和治疗方法，还出现了专攻此领域的医生，他们可以为病人提供专业的治疗。

　　在激光阴道紧缩术的广告中有时会出现"阴茎丢失综合征"这个词。这个词的意思是女性盆底组织变弱，阴道松弛，男性因此而感觉不到自己的阴茎。有人把这种情况戏称为"牙签塞酒瓶"。阴茎丢失综合征通常出现在女性分娩后，和压力性尿失禁病因类似。在性爱中，阴道感觉不到阴茎的存在，阴茎也几乎感受不到阴道的阻力。由于阴道壁无法产生阻力和摩擦力，所以给阴茎的持续勃起带来了困难。其治疗方法与压力性尿失禁类似。轻度尿失禁和阴茎丢失综合征也可以用分段式二氧化碳激光来治疗。

　　如果盆底肌松弛、漏尿，不要羞于启齿，一定要向医生寻求专业的帮助。

第 3 部分

人体的"污点"：
那些我们不愿意仔细看的地方

第 12 章　您的指甲本来很美：
令人讨厌的是真菌那些
玩意

在宾馆中，您可能会不小心被卡在地毯里没有被吸尘器吸走的弯而尖的指甲扎到。真疼！这都是些什么人啊，怎么能把指甲丢在这儿？他的指甲是用指甲刀剪下来的还是直接用牙咬下来的，可能我们无法判断，但我们总会往恶心的方面想。无论是手指甲还是脚趾甲，对于个人形象而言都是非常重要的。对于很多人来说，这是身体状况良好与否的标志。如果对方的指甲看起来光滑平整，潜意识会告诉我们：这人看来不错。如果对方的指甲看起来不健康，那就要小心了。如果指甲发黄、断裂、有粉末状脱屑、有斑点、变形或者看起来被咬过，我们本能地拉响警报：这可能是某种疾病的征兆，甚至可能是神经官能症或者精神失常。

患有指甲疾病的人总会花很大精力去隐藏自己的问题。女性会把不好看的部分涂上指甲油，男性则会弯曲手指，或者难堪地把双手夹在两腿之间。很多人认为指甲状态发生改变是真菌在作祟，于是会给指甲涂一些药水，而不是去看医生。

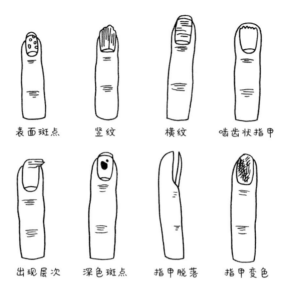

表面斑点　　竖纹　　横纹　　啮齿状指甲

出现层次　　深色斑点　　指甲脱落　　指甲变色

部分常见的指甲变化

医生只有在病人没做美甲时才能对指甲病症做出准确的诊断。指甲的任何一种变色和变形都提醒着我们健康状态的变化。人们必须对这些出现在指甲上的蛛丝马迹提高警惕。

例如,这可能是银屑病。银屑病是一种遗传性炎症性皮肤病,具有特征性的红斑、鳞屑表现,还常导致指甲的病变。银屑病甲可表现为指甲远端甲缘角化过度,角质呈碎屑状剥落,指甲出现褐色斑点——皮肤科医生称之为"油滴状甲变色"。银屑病甲还有一种特异性表现,即在指甲上有点状小凹陷(因为角质化异常,干脆变成了不规则的凹点)。医生会把这种情况称为"甲顶针样改变"。银屑病没有传染性,但是银屑病病人会饱受其苦,很多人会对有银屑病甲的人自动保持距离,因为他们认为这可能是一种传染病。

常见的指甲变化

表现	说明
白点	在甲基质受到轻微损伤后，指甲中的小空隙逐渐变大；儿童常见
表面斑点	点状凹陷的角质化异常，可见于银屑病、斑秃或神经性皮炎
竖纹	正常老化现象，就像是指甲的皱纹；由于皮肤干燥，导致甲板的脂质供应减少
中央纵沟	甲基质受伤所致，常持续数年，可自然消失
横纹	指甲生长因为甲床感染在短时间内减慢了速度；其他原因包括全身严重感染、化疗、中毒等
指甲脱落	扁平苔藓等炎症性皮肤病时，指甲严重受伤，基质毁坏；也可以是药物诱发的光敏性反应
指甲的颜色	半红半白：指甲靠近体侧的部分是白色的，而另一半因肾脏或肝脏功能不全而呈红色 绿色：多见于铜绿假单胞菌引起的感染 白色：多见于严重肝肾疾病 蓝褐色：多为瘀血所致 褐色条纹或深色斑片：多见于色素痣、黑色素瘤、银屑病和霉菌感染
杵状指的指甲	看起来像手表的表盘，呈拱形隆起，末端指节如同活塞一样变粗（心脑血管疾病或肺部疾病导致的缺氧所致）
甲弯曲	脚趾甲常见；趾甲增长、弯曲、变厚、呈羊角状；原因可能是鞋子太紧、锤状趾或血液循环异常

续表

表现	说明
内生甲	通常是遗传的，也可因鞋子挤脚或者趾甲修剪不当所致（把趾甲剪圆，而不是平直的，使得趾甲与甲沟形成锐角，趾甲尖角扎进柔软的肉中，导致轻微损伤和细菌感染，必要时需佩戴矫正器或者进行拔甲手术）
空甲	指甲凹陷；先天性的或者是缺铁所致
指甲分层	卸甲油让指甲过于干燥；用肥皂过于频繁地洗手；还可能是因为弹钢琴、弹吉他或工匠因为强烈的机械刺激而导致
咬齿状指甲	表明精神紧张，有未解决的冲突，对压力和适应新环境处理欠佳；儿童和青少年多见

对于指甲生长障碍，应抽血检查以判断是否存在营养素缺乏。机体需要足够的铁、锌、硅、维生素 D_3、维生素 A、生物素和其他 B 族维生素以及氨基酸。如果缺乏这些营养素，皮肤、头发和指甲就会出现病变。另外，当指甲变脆、皮肤变干和脱发时，要做甲状腺检查，尤其要当心甲状腺功能低下。

真菌感染，我准备好了！

一位非常优雅、佩戴着昂贵珠宝、穿着香奈儿西装、常在高级沙龙做美甲的女士来找我看病，原因是她美丽的食指指甲上出现了难看的黄色斑点，从指甲的顶部一直延伸到底部。起初，她怀疑是受到了机械性损伤，也就是被压的。这几周以来，她都感觉很尴尬，一直涂着指甲油，好让别人看不到那些丑陋的斑点。对于她的疾病，我很快就做出了判断：她在美甲店染上了一种丝状真菌——红毛癣菌。

大部分甲癣，红毛癣菌都是罪魁祸首。这种真菌最喜欢的佳肴是角质。请注意：真菌是很古老的物种，很善于维护"亲戚关系"。换句话说，真菌很少单独出现。比如甲癣的近亲是足癣（也就是老百姓俗称的"脚气"），如果不及时治疗，脚癣必然会引起甲癣，反之亦然，因为胃口无法得到满足的真菌孢子一直在寻找新的食物来源。

真菌芽孢无处不在，它们有极强的耐受性和传染性，尤其在宿主免疫系统或皮肤屏障薄弱时。美甲或修脚过多很可能导致指甲变干。糖尿病病人和吸烟者也经常出现指甲问题，因为他们的血液循环不畅，因此向指甲输送的富含氧气的血液较少。变软的指甲抵抗力差。真菌喜欢出现在出汗很多的运动员的运动鞋中（足癣在英语中是"运动员脚"，这不是没有理由的），喜欢游泳或者有洁癖的人也是易感人群。

日常生活中，感染真菌的机会非常多。除了美甲店，温暖潮湿、需要赤脚的地方也很危险，比如游泳池、桑拿室、洗浴中心、更衣室以及跳板等。患有足癣的人每走一步都有约 50 个受感染的细胞脱落。在游泳或蒸完桑拿，皮肤变软后，如果没有采取任何保护措施便踏入这种"真菌汤"，您的脚便会迅速成为无家可归的真菌孢子的舒适的家。顺便说一下，在公共浴池感染真菌的风险非常高，因为很多有足癣的人根本不知道自己患有足癣，因此他们会毫不客气地用自己新鲜的"感染原料"污染周围的环境。为什么会这样呢？可能是因为脚离我们很远，所以我们很少关注它。而且，要想仔细查看自己的脚底或脚趾缝，身体还得具有很好的柔韧性。

如果出现足底干燥、脱屑、角质增厚等情况，感觉如同莫卡辛皮鞋包住了脚，很多人会认为这是皮肤干燥，而不会认为这是足癣。其实这是莫卡辛型足癣，涂保湿霜是无济于事的，得用抗真菌药才行。

我们中的大部分人对于向朋友或同事描述自己是如何受伤的并不忌讳，很多运动员甚至会略带自豪地向别人描述他的伤情："真倒霉，最后一次进攻的时候把大腿拉伤了。"但是，您听过有人说"太糟心了，上次训练的时候我染上足癣了"吗？

这说明什么问题？一项调查显示，1/3 的人对于在药店里买足癣药膏有抵制情绪。流行病学数据显示，每 2 ~ 5 人中至少有 1 人患有足癣，每 2 ~ 3 人中就有 1 人患甲癣。在您之前使用公共浴室的拖鞋或美甲店的工具的人非常可能就是真菌携带者，因此，请不要再遮遮掩掩。仔细观察，快去治疗！

如果您一直受顽固性甲癣或足癣的困扰，应该认真对待以下提醒：请让医生通过超声波彻底检查您下肢静脉所有的分支，以及所有深静脉的交通支。因为如果您有隐藏的或者已经可见的静脉曲张，这表明腿部静脉血液淤积、回流困难，下肢静脉内压力增高，淤积的静脉血氧含量低，血管内皮纤维性结缔组织细胞增生，且会导致静脉炎，到了晚期可能发展成"老烂腿"。所有这些，都会削弱脚部和趾甲周围的免疫力。只有在静脉曲张得到治疗后，足癣或甲癣才能真正痊愈。除了腿部静脉，还应该检查血液中的营养素水平。如果缺乏某种营养素，应当进行必要的补充，这对于治疗真菌感染有一定的帮助。这样，免疫力可以整体增强。

如果您经常去美甲店，一定要去严格遵守卫生规定的店！锉刀和磨具粗糙的表面，对于真菌来说是极佳的寄居地。真菌孢子只能在非常高的温度下才能被杀灭，因此，美甲店中的工具必须使用医用蒸汽灭菌器进行灭菌处理，普通消毒或者超声波清洁是远远不够的。

真菌不喜欢什么

那么，如何不再受真菌孢子的困扰呢？如果刚感染上，只要磨掉指甲上受真菌感染的部分，然后用激光照射指甲或在指甲上涂抹水溶性抗真菌药就可以治愈。如果真菌已经感染了整个甲板，就必须采用口服药来治疗了，这样有效成分会通过血液到达指甲内部，来杀死真菌。这种疗法一个疗程通常需要花上几个月的时间，因为必须等到患病的指甲长长然后脱落才能停药。幸运的是，如今市面上有非常好的低剂量抗真菌药，人们对这些药物有较高的耐受性，不至于让身体的负担过重。不幸的是，本节开篇的那位女士来得太晚了，她已经错过了简单治疗就能治愈的时机。

如果放任不管，不仅会感染周围的人，也会危害自己。真菌会通过皮肤上的微小伤口进入身体，可能造成软组织感染伴高热，最糟糕的情况下可能会引发败血症。

如果怀疑自己患了甲癣，请务必去看医生，不要自行处理。如果自己瞎处理，破坏了外观，可能会干扰医生的诊断。只有在指甲未经处理时，医生才能准确地判断是真菌感染还是其他原因导致的指甲病变。

那么，有什么不用药物的方法可以除掉真菌呢？洗！用热水而且是非常热的水洗！如果您认为用 40 摄氏度的水洗袜子最干净，那可就错了。这对于真菌孢子来说是最佳的繁殖温度，所以，洗完的袜子上真菌可能比洗之前还要多。如果您要洗足癣病人的袜子，请用 60 ~ 95 摄氏度的水进行烫洗。这样，哪怕不能完全杀死真菌，也比什么都不做强。此外，鞋子也应该消毒。

最后，我想给您一个穿衣的小窍门：无论是有足癣还是甲癣，请先穿袜子，然后再穿内裤。否则的话，真菌会在穿内裤时被带到上面去，并安居在那里。

美丽指甲的秘诀：正确地护理

数千年前，人类可能就已经自己动手，通过天然染料来美化指甲了。大约 100 年前，人类开始使用化妆品进行美甲。其中，女人喜欢、男人称赞的当属指甲油。受追捧的颜色包括粉色、红色和透明的，因为泛红的指甲代表着血液循环好，是健康与活力的象征。黑色则暗示着疾病、腐败和死亡，非主流人士才喜欢这种颜色。

但只涂指甲油远远不够。25 年前，我在美国认识了一位美甲师，她的作品上装点着风景画或艳丽多彩的抽象画。美甲的女性很多都需要用电脑工作，但因为指甲太长（超过 2 厘米），所以几乎无法用好键盘。替代方案是用指腹打字，但即便这样，长长的指甲也会碰到上一排的键。美甲的女性也很难抓牢东西，因为指甲会碍事。另外，握过美甲的人的手的人都知道，和她们握手很不舒服。我想，喜欢美甲的女性应该也不喜欢和别人握手，因为这可能会损坏指甲上的图案。我的一位朋友甚至要戴上乳胶手套才去购物……

人们可以喜欢或讨厌美甲，但是对于皮肤科医生来说，如何对待指甲不仅是品位的问题，更是涉及健康的问题。如果精心制作的美甲脱落或者必须更新的话，这无疑是一种灾难。天然的指甲会备受摧残。经过打磨、软化、上胶和粘贴，之后又用含丙酮或酒精的卸甲水擦除，这会让敏感的指甲角质受损，指甲将干燥、变色、易碎，容易被真菌感染。

喜欢涂指甲油或者美甲的人应该知道：所有的指甲油、卸甲水、黏合剂、凝胶和丙烯酸树脂都会对指甲造成伤害，并可能引发过敏反应，出现红疹、肿胀、瘙痒、水疱及渗出等。美甲店中用来快速上胶上色的紫外线灯，如果过度照射，可增加手指区域患皮肤癌的风险。

长的指甲就像杠杆一样，任何机械外力对于指甲来说都是一种摧残。那些因想要变得性感而把指甲留得很长的人，指甲很容易变形，如果变形了，也就毫无性感可言了。如果想让指甲变短，最好使用玻璃锉或纸锉，而不要用金属锉。直接用指甲刀剪并不是好办法，因为只有通过削和锉才能得到光滑、细腻的边缘，就像用细砂纸打磨木头边一样。

不过，无论是剪还是锉，都应该注意一件事：请将指甲顶部修成平的而非圆的，并总是从指甲的正上方开始锉起，别让指甲侧边的角嵌入肉中，否则可能导致嵌甲或甲沟炎。

在修剪指甲时，一定不要把珍贵的指甲角质层给去掉，轻轻地从顶部往下剪即可。这一独特的防护层，可以防止污染物和病原体触及指甲基质对其造成损害。修剪指甲爱好者有时候会用氢氧化钾溶液或锋利的刮刀去除这层角质。如果您这么干过，请不要再这样做了！基质是指甲的圣杯。如果这里受伤或者感染了，

严重情况下，可能造成难以修复
的损伤，指甲可能永远都无法正
常生长了。

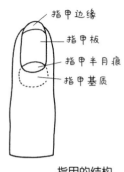

　　皮肤和指甲具有相同的角质
构造，因此，每天的清洗自然会
留下痕迹。请只用温和的酸性洗
涤剂洗手。含糖基或椰油基表面
活性剂的洗涤剂是最温和的。避

指甲的结构

免使用有染料、香料和大量泡沫的洗涤剂。如果您经常接触水，
应戴上手套。

　　此外，指甲表面的油脂也很重要。乳木果油、蜂蜡、可可脂、
羊毛蜡、椰子油或与皮肤的脂质相似的乳膏和软膏都有利于保住
指甲表面的油脂成分。含尿素成分的乳膏具有非常好的保湿作用。
在护理皮肤和指甲时，一定要避免使用纯油（包括橄榄油）。这可
能和您的认知相悖。抹纯油会让皮肤变干，因为它们会与皮肤和
指甲上的油脂结合在一起，然后被一起洗掉。

第 13 章　毛发问题

指甲和头发是姐妹俩，两者都很敏感，都由可以分裂的角质细胞组成，并有很强的装饰性。

第一次意识到头发会成为问题时，我还是个小姑娘。一次班级出游，我们非常敬爱的一位老师组织了一次帆船之旅。当我们正在德国北部的普洛纳湖上游玩时，忽然刮起了强风。老师站在船上，狂风吹乱了他的头发，露出了我们从未注意到的东西。老师其实是秃顶，只是平时被小心地用假发给盖住了。而现在，假发像风帆一样立了起来。他一定感到很尴尬，而我们对老师的印象也在那之后发生了变化……

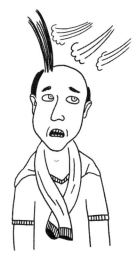

70% 的男性和 40% 的女性会在一生中遭遇暂时性或永久性的脱发。头发稀疏和秃顶不仅会影响美观，还会造成心理负担。引起脱发的原因和处理头发减少的方法一样多。

为什么人类会有头发？为什么我们会为失去头发而感到忧心忡忡？

头发是长且干燥的由角质（角蛋白）构成的丝状物，由洋葱样的发根生出，发根位于真皮深处。

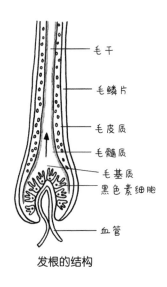

毛干

毛鳞片

毛皮质

毛髓质

毛基质
黑色素细胞

血管

发根的结构

发根将丝状物从我们皮肤上看起来像毛孔一样的通道中"顶"出来。这个过程也是给头发上油的过程，因为皮脂腺也开口于毛囊。皮脂腺分泌的油脂，沿着头发，在角蛋白的引导下向外流出。这种油脂是一种天然无添加且十分有效的护肤霜，可以保护我们的头皮，并且使头发像涂了护发素一样光滑且有光泽，世界上的任何化妆品公司都无法复制这种独特的脂肪、脂肪醇和脂肪酸的混合物。头发表面也覆盖着一层脂肪，就像鸭子的羽毛一样，不沾水。因此，不要过度护理头皮，也不要经常洗头（至于为什么，稍后会详细介绍）。

　　头发有重要的保护作用，可以让我们的头皮免受过多的紫外线辐射，并能防止头部热量散失，还可以避免头部遭受机械性损伤和昆虫侵扰。如果您是秃顶，那么帽子可能会是您的好朋友。头发还可以让其他人觉得我们很好闻，因为它们能将我们身体的香味传播出去。头发非常敏感，它们喜欢被抚摸，这是由于发根处神经非常丰富。因此，按摩头部可以让人放松。优秀的按摩师会在按摩的最后为客人轻轻梳理头发并按摩头皮，这会让客人得到深度放松，从而对其手法大加赞赏。

　　从进化的角度看，头发属于毛的遗留物。人类在进化过程中只保留了需要保护的特殊部位的毛发，因而现在我们可以清楚看到的只有头发、眉毛、睫毛、胡子、腋毛和阴毛，当然还有耳朵和鼻子内的隐藏毛发。但是，如果我们拿放大镜仔细看，皮肤表面看起来裸露的部分其实也被柔软的汗毛覆盖着，只有在起鸡皮疙瘩时它们才会"脱颖而出"。这时，汗毛被拉直，这是我们的祖先在危险情况下想让自己看起来更具威胁性的办法。汗毛的另一个作用，是在寒冷的时候在空气和皮肤间会形成一个隔热层，就像保温瓶胆的双层玻璃壁一样，可以防止身体的热量散失。

　　人的头发的数量为 7.5 万～ 15 万根，汗毛的数量大约有500 万根。金发碧眼的人通常头发格外多，但是发丝却很细；深色人种可能没有那么多头发，但发丝却很硬；红色人种的头发最少，但是发丝最硬。与动物一样，我们体表完全无毛的地方也是手掌、脚底、嘴唇和乳头。

为什么脱发对于女性来说是灾难，对于男性来说则可能无所谓

光头简直成了某些男性的身份象征，他们对此毫不觉得尴尬。对于某些人来说，光头甚至代表着具有很强的性能力。一位头发浓密的女模特曾告诉我，她的猎物是光头和戴圆框眼镜的男人。她的丈夫就是这种类型。她敏锐地发现了他，追求他，奔向他，俘获他，至今仍未放手。

而另一方面，很多人却因为头发稀疏或脱发而备感痛苦，尤其是女性。每天掉 100 根以内的头发对于我们来说是完全正常的。这不是什么坏事，毕竟头发很快就会长回来。但是，如果脱落的比新长的多，就形成了医生所说的脱发。

头发每个月会长长约 2.5 厘米，头发可以存活 3 ~ 6 年，之后就到了它生命的终点，于是就会掉落，给新的头发腾出空间。

新生的头发在经历一段较长的生长期后会进入短暂的退行期，这个阶段会持续 1 ~ 3 周，接下来会有 3 个月的休止期，之后头发就要和我们说再见了。如果头发处于健康、平衡的状态，应该有 85% ~ 90% 处于生长期，1% 在退行期，9% ~ 14% 在休止期。如果处在休止期的头发比例较大，将来就会出现明显的脱发。

脱发问题的根源在于发根。如同之前提到的，发根位于皮肤的第二层，即真皮层。这是所有毛发母体细胞的"子宫"，如果旧的头发脱落了，新头发会自然而然地生成，并从毛囊深处长出来。在洋葱状的发根中还储存着色素细胞，这些细胞分泌出来的色素会让我们的头发具有各自的颜色。此外，毛囊下方还会有被称为"毛乳头"的毛细血管伸入其中。整个毛发装置如同一个小漏斗一

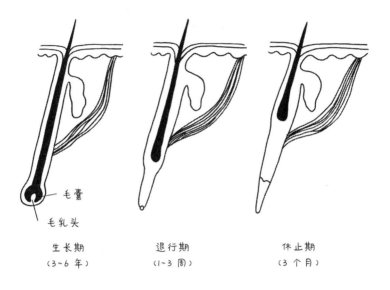

生长期
(3~6 年)

退行期
(1~3 周)

休止期
(3 个月)

毛囊

毛乳头

毛发的生长周期

样伸入皮肤，这就是我们说的"毛囊"。

毛囊炎，顾名思义，就是毛囊发生的炎症。如果毛囊不幸发炎了，比如长了疖，那这里的头发就只能黯然离开了。皮肤上的真菌也会进入毛囊的漏斗中，并在那里非法定居，这不但会引起毛囊炎，还会导致皮肤起红疹和鳞屑。

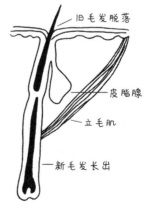

旧毛发脱落

皮脂腺

立毛肌

新毛发长出

毛发的新生与脱落

导致毛囊受损的原因还有很多，有时季节变化就是重要影响因素。春秋季，换毛现象不仅发生在动物身上，我们人类也会出现，只不过人类不会表现为头发变薄或变厚那么明显。和指甲的问题一样，脱发的常见原因也包括缺乏营养素。感染、接种疫苗、生理或心理压力大、手术、节食都可能让头发的生长期提前结束，过早地进入休止期，随后就是脱发。这种情况会在以上触发事件发生 8 ～ 16 周后才出现，因此，有时很难找到原因，因为人们可能已经忘了之前发生过什么。个别女性在怀孕 1 ～ 4 个月后会有掉头发的现象，但产后很快就会重归平衡。在怀孕期间，由于激素的原因，头发的生长期要比平时长。也许您已经注意到，怀孕的女性在怀孕的前 3 个月不仅皮肤容光焕发，而且拥有格外多的头发。

当然，有些疾病或病理状态也会引起脱发，比如甲状腺病和催乳素、皮质醇、睾酮或硫酸脱氢表雄酮水平过高等。此外，头癣、银屑病、神经性皮炎、红斑狼疮、扁平红苔藓等也可能导致脱发。

头发细胞具有很高的代谢活性，因此，对化疗、放射线及各种毒素都非常敏感，其带来的损伤可能是永久性的。点燃的香烟会释放大量的"毒气"。您知道吗？香烟烟雾中有超过 5000 种有毒和可致癌的化学物质及重金属，焦油材料中包括铬、砷、铅、镉、甲醛、二噁英、苯、亚硝胺和放射性钋等，它们都会导致毛囊细胞中的 DNA 损伤，还可能导致毛囊发炎，形成瘢痕，阻断雌激素的促生长作用。此外，吸烟会使血液循环发生障碍，使流向发根的血液减少，其结果自然是发质变差甚至脱发。当然，戒烟后发质改善的可能性还是很大的。

某些药物（如某些降压药、减肥药和抗凝药等）也会导致脱发。另外，如果避孕药中含有超量的黄体激素，以及在体育界被视为兴奋剂的可促进合成代谢的类固醇，服用后同样可以导致脱发。辫子扎得太紧（发际线甚至会因此永久性后移），或者使用束发带、戴帽子、戴头盔，这样的机械性刺激也会导致脱发。婴幼儿睡觉时长久保持一个姿势，则可能导致枕秃。机械性刺激也可以导致腿毛脱落。男性有时候会疑惑自己的小腿为什么如此光滑，这可能是因为常穿紧身牛仔裤造成的永久性脱毛。

对于脱发，如果诊断正确并进行了成功的治疗，头发是可以再生的。无论男女，如果发生了异常脱发现象，请务必及时去看医生，因为如果治疗及时，头发还有重新"萌出"的希望。如果任其发展，毛囊可能会永久萎缩，那样再想长出新头发就太难了。

成为布鲁斯·威利斯[1]

最常见的脱发形式莫过于发际线后移和地中海式发型，我们可以以此来了解脱发。很多男性在年轻时就开始脱发，而且这种现象越来越普遍。事态发展到最后，脱发区域的周围会只剩下一圈少得令人揪心的头发。对于很多男性来说，这从很多年前开始就是剃布鲁斯·威利斯式大光头的借口了，不过老一辈人（比如我的老师）对这种发型看不顺眼。

这种男士脱发是遗传和激素共同作用的结果。遗传因素决定了发根对威胁性激素攻击的敏感程度。这种攻击由雄性激素中作用最强的二氢睾酮引发。二氢睾酮是由脱氢表雄酮和睾酮等其他雄性激素前体形成的。脱氢表雄酮产生在肾上腺中，睾酮产生在睾丸中。顺便说一句，女性的卵巢也能产生少量睾酮，女性的肾

---

[1] 美国影视演员、制片人。其成名作是电视剧集《蓝色月光》，在《低俗小说》和《十二只猴子》等影片中也有不错的表现，最成功的当数《虎胆龙威》系列。常年维持的光头造型是他的标志之一。

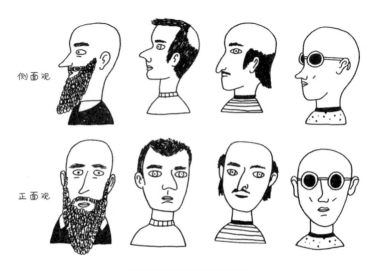

男性脱发的几种常见类型

上腺也能产生脱氢表雄酮。另外，无论是男性还是女性，在其脂肪组织、肌肉和皮肤中都会产生少量睾酮。

　　攻击过程中，二氢睾酮会停靠在发根处，不知廉耻地下令让头发停止生长，让它们提前进入休止期。不久后，头发就脱落了。即使血中二氢睾酮水平正常，发根过于敏感的人也有可能发生脱发。有时，人体会产生过量的二氢睾酮，原因是一种被称为"5α-还原酶"的酶过于活跃，罪魁祸首是前列腺素 D_2 分泌增加。只要还没找到能彻底消灭各种可能原因的手段，现在光头发型的人就还可以吹嘘自己的脱发是因为男子汉气概十足。

　　对于害怕脱发的男性来说，布鲁斯·威利斯式发型是一种兼顾秃顶和阳刚之气的造型（尤尔·伯连纳[①]则是老一辈人的模仿对

---

① 俄裔美国戏剧与电影演员，奥斯卡金像奖得主，长期保持光头造型。

象），这是一种极大的安慰：虽然没头发，但至少看起来是个真男人！

顺便提一下，弗洛伊德学派的心理分析师喜欢以性的视角来观察世界，并常常得出有趣的结论。比如为什么某些女性会特别喜欢光头肌肉男，因为这可能让她们联想到这个人不仅睾酮水平高，而且有着无毛龟头的昂扬勃起的阴茎。但是，真实情况恰恰相反。也就是说，头发茂密的男性往往更具有性吸引力，与女性发生性行为的概率也更高。

如果您相信民间智慧，那么只要看看自己外公的头发就能预测到自己以后的发型变化了。当然，已有科学证据表明，导致发根敏感并脱发的某种特定基因仅能通过母亲遗传。

布鲁斯·威利斯的"妹妹"

对于女性来说，光头可不是什么理想的发型。虽然有些勇敢的女性以光头造型拍照，看上去很酷，但这肯定不是理想的美丽状态。脱发对于女性来说是噩梦。美丽的秀发是女性有魅力、生育力强的主要特征，因此，女性脱发往往伴随着恐慌和抑郁的情绪或者其他剧烈反应。毕竟，脱发对于男性来说，无论是在职业上还是私人生活上都不会有太大影响，但脱发的女性是一定会被视为缺乏吸引力、看着像是生病了的，而且总会有目光停留在她们身上。女性也会产生雄性激素，因此，她们也可能和男人一样受到雄激素的影响而脱发。除了遗传因素，激素失调也可能导致女性脱发，比如更年期或者停用避孕药期间。此外，不当服药尤其是服用了含有特殊黄体激素（如左炔诺黄体酮）的药物也会产生类雄激素作用，这会导致某些年轻女性出现男性那样的脱发。

女性脱发的表现与男性略有不同。女性很少出现发际线后移或地中海式秃顶的情况，更多的表现为头顶的头发稀疏，额头处仍留有一圈稀疏的头发。受脱发困扰的女性还往往有痤疮、油性皮肤、头皮屑增多和下巴、胸腹部毛发增多的情况。

如果您是女性读者，而且存在脱发的情况，我强烈建议您去医院检查一下是否有卵巢囊肿，还要检查一下相关激素水平，看看胰岛素－血糖平衡是否受到了干扰，这种情况多见于多囊卵巢综合征。多个研究表明，多囊卵巢综合征会以多种形式影响大约10%的女性。患有多囊卵巢综合征的女性有卵巢囊肿、月经稀发或不规则，甚至可能不孕。除了皮肤和头发会出问题外，多囊卵巢综合征病人还常常存在肥胖，糖尿病、高血脂和抑郁症的发生风险也比较高。

多囊卵巢综合征病人要格外关注肠道菌群的情况。多囊卵巢综合征病人的肠道细菌多样性与健康人非常不同。科学家已经确定，肠道菌群是可以遗传的。男性也会从父母那里"继承"肠道菌群，因此，多囊卵巢综合征病人的儿子秃顶的概率特别高。肠道菌群的构成与我们的生活方式密切相关，尤其是我们的饮食模式。心脏病发作的风险也是类似的。多囊卵巢综合征病人的父亲患高血压、心脏病和卒中的概率要比常人高12倍。因此，如果出现脱发，很有必要密切关注肠道菌群，要注意调整生活方式，尤其是饮食模式。

弥漫性脱发、圆形脱发和精神性脱发

如果头发不是只在特定的地方脱落，如发际线处，而是整个头部的毛发均匀地变得稀疏，我们就称之为"弥漫性脱发"。这种

情况虽然不太多见，但还是让人感到很不安。弥漫性脱发原因多样，可能是血液中缺乏某种营养素，也可能是内分泌系统疾病或其他系统疾病导致的。这种类型的脱发，只要找到病因并成功根除，头发就能再次长出来。

有种很特别的脱发形式叫"圆形脱发"，也就是我们平时所说的"斑秃"。病如其名，斑秃的表现是簇状的毛发缺失。需要说明的是，斑秃可不仅指头发的簇状缺失，眉毛、睫毛、腋毛、阴毛甚至胡须都可以出现斑秃。发生于头部的，有时会形成一大片的秃斑；严重时，甚至表现为整个头部甚至全身的毛发脱落。

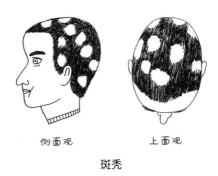

侧面观　　　上面观

斑秃

斑秃病人会觉得自己被毁容了。约 2% 的人会在一生中至少遭遇一次这样的脱发。据调查，在德国，约 140 万人患有此病，其中也包括儿童。幸运的是，有一半的人头发会自己重新长出来。对于另一半人，我们医生希望可以通过医学手段来帮助他们，但到目前为止，仍有一些病人的斑秃无法治愈。目前已有很多种治疗斑秃的方法，但这些方法不是对所有人都有效。这表明，目前人类还没有完全了解斑秃的发病原理。

　　患有斑秃的人通常有遗传易感性，病人常常伴有过敏或一些自身免疫性疾病，比如甲状腺病或白斑病（某些地方缺乏色素形成白斑）。同发丝的形成过程一样，指甲的角质化也可能出现问题，因此，有的病人指甲上会出现细小的斑点。

　　压力和感染也可能导致脱发。但无论如何，免疫系统最终都会失控，攻击性免疫细胞会成群聚集在毛囊周围，就像愤怒的暴民一样对毛囊发起进攻。这种原因导致的脱发可以通过药物或紫外线疗法来治疗，这些方法可以抑制处于过度兴奋状态的免疫系统。当然，这也会产生副作用，毕竟自身免疫性疾病被认为是因对抗炎症而触发的保护性反应。

脱发的治疗

　　治疗脱发的常用药物如下表所示：

治疗脱发的常用药物

所用药物	作用机制	使用方法
米诺地尔溶液	延长头发的生长期	涂抹
褪黑素溶液	清除自由基，抗炎，修护细胞，减轻发根氧化压力	涂抹
雌激素溶液	刺激发根，抑制睾酮转化为二氢睾酮	涂抹（但效果不是非常好）
非那雄胺、度他雄胺（非适应症用药）	抑制睾酮转化为二氢睾酮	口服（适用于男性，2% 的人会出现性欲减退和勃起功能障碍）

续表

所用药物	作用机制	使用方法
抗雄性激素药物	阻止雄性激素对发根的作用	口服（适用于女性，副作用详见第 7 章）
螺内酯（非适应症用药）	阻止雄性激素对发根的作用	口服

除了应用上述药物，您还应考虑以下建议：

1. 调整肠道菌群（像其他很多疾病一样）。

2. 检查相关营养素水平，包括氨基酸（尤其是胱氨酸和蛋氨酸）、硅、锌、钙、硒、ω-3 脂肪酸、铁、B 族维生素、维生素 C、维生素 D、维生素 E 等。如果缺乏，请补充。

3. 检查相关激素水平，包括甲状腺激素、性激素、皮质醇、催乳素等。如果发现问题，请对症处理。

4. 检查血液中的重金属是否超标。必要时，采用相关方法将其去除。

很多人会因为脱发而背上沉重的心理负担。据统计，有 1/3 的皮肤病病人存在精神疾病，这可能是其所患皮肤病的原因，也可能是继发于皮肤病的结果。医学的艺术在于将"真正的"器质性疾病与精神性疾病区分开来。

拔毛癖很明显是一种精神疾病，如果患上此病，病人会狂躁地揪头发。在很年轻的拔毛癖病人身上可以看到 3 种状况的头发共存的情况：第一种是正常的长头发；第二种是旁边的脱发区域，这是刚刚被拔掉头发的地方；第三种是头发明显比较短且不规则的区域，这里的头发还不够长，没法被拔掉。乍一看，您可能会怀疑这是弥漫性或圆形脱发，但是如果仔细观察，您会很快发现：

这位病人需要去看精神科医生。

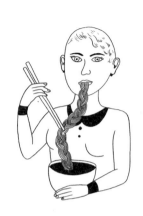

一些病人甚至会吃掉自己扯掉的头发。但是，因为头发在胃里无法被消化，所以随着时间的流逝，胃里面会形成一个"肿块"。"肿块"会持续变大，以辫子状被推入小肠。这种情况被称为"长发公主综合征"①，必须用内镜或通过腹腔手术把吃进去的头发取出来。

不要折腾您的头发

如果想让发质变好，那就要好好呵护。头发很敏感，过度清洗和除油会伤害到它。

在显微镜下，我们的头发看起来就像松果一样。如果头发健康，则鳞片紧绷，光线反射良好，而且富有光泽。如果发质不好，那么鳞片会从发干处凸出去，整根头发看起来像个干瘪的松果。

除了头发看起来黯淡无光、发梢分叉和易断外，缺乏油脂的头皮也容易感染病原体。我们的头皮受到两种脂肪的照料——来自毛孔的皮脂和表皮经过漫长的 4 周形成的屏障脂肪，它们能保护头皮免受病原体的侵袭。当然，油性头皮也不好。避孕药服用不当和饮食中过量的激素会刺激皮脂腺，造成头皮油脂分泌过多。每天喝 1 杯以上的牛奶，经常吃白面、糖、快餐和吸食大麻，都

---

① 以《格林童话》里的长发公主命名的疾病，指拔毛癖病人形成的毛发胃石进入小肠。通常表现为腹痛、呕吐、恶心、营养不良、吐血、腹泻、便秘。

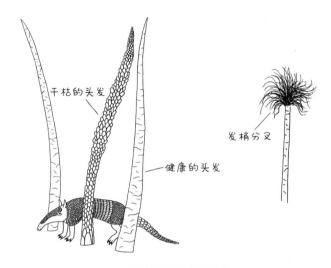

干枯的头发

健康的头发

发梢分叉

健康与不健康的头发

会导致头皮呈油性。

洗头过于频繁，头发反倒变油？不，那只是个谣言。位于真皮层中的皮脂腺不会注意到表皮上面到底发生了什么，无论您洗了多少次头，它们都会不知疲倦地将脂肪推入发根。因此，每天轻柔地洗洗头没有任何问题。

为了头皮的健康，请使用温和的洗发水，虽然这会让洗头的过程不是那么有趣。温和的洗发水是指不含香精、染料和防腐剂的洗发水，这种洗发水不会起大量的泡沫，也没有亮片，偏酸性，含椰油基和糖基合成表面活性剂。尽量避免使用含强腐蚀性表面活性剂（如十二烷基硫酸钠或月桂基硫酸钠）的洗发产品，它们会使头皮和头发变得干燥，这对于已经饱受打击的皮肤屏障来说无异于雪上加霜。经典的碱性肥皂不仅会破坏头皮的酸性环境，还会让头发看起来很干枯，这一点从您浴盆边上的锯齿状石灰盐沉积就能看出来。酸性的醋水可以用来应急，使用它可以让毛鳞片再次闭合，头发重新变得光彩照人。

开叉的发梢，除了需要轻柔地护理和定期吹干外，还可以将少许乳木果油或椰子油涂抹在发梢上。如果开叉问题严重，那么您应该考虑换一种发型了：如果发梢不断和肩膀摩擦，可能更容易开叉，因此，短发或更长的发型比较好。头发讨厌被烫直和漂白，喜欢发尖被修剪，而且最好是用热的剪子剪。研究发现，如果剪刀的温度控制在 110 ~ 170 摄氏度，那么剪出来的头发是光滑而整齐的——这在电子显微镜下可以观察到。

头发的健康养生法

如果不用现代工业化生产的护发产品，有什么比较好的替代品吗？如果您有兴趣做个试验，我有一些很环保的头发护理建议。

环保护发建议

原料	使用方法	作用及注意事项
亚洲草药粉（用藤金合欢果或余甘子制成）	加水搅拌，冷却后涂抹于头皮上，按摩 10 ~ 20 分钟，然后洗净	促进血液循环，去角质，其中所含的单宁成分有抗炎作用。使用后，头发易于梳理
黑麦面粉	将 20 ~ 30 克黑麦面粉倒入适量温水中搅拌，冷却后涂抹于头发上，5 分钟后洗净	对"头发炸毛"有奇效；其中所含的泛酰醇可促进伤口愈合；可形成 pH 值约为 5.5 的酸性保护屏障

续表

原料	使用方法	作用及注意事项
来自印度和尼泊尔的无患子果实	将 5～6 个对半切开的无患子果实放在 250 毫升温水中,在冰箱中放一夜或者煮沸 10 分钟后取滤过液。用制成的溶液洗头并按摩	其中的皂苷是天然的活性洗涤成分,还可以对抗引起头皮屑的真菌。缺点是味道特殊,含钙镁化合物的水会影响效果,因为会与皂苷成分作用产生钙皂。因此,最后需要用醋水清洗
来自北非的黏土、熔岩、泥浆的混合物	将 2～3 勺原料粉末与等量的水混合,花 1 小时将其泡涨,直到成为凝胶状,然后将其涂在头发上,揉搓之后彻底洗净	富含矿物质,如镁、硅、钙和铁。对于已受损的头发最好不用黏土,因为黏土颗粒的锐利边缘会让发丝进一步受损,造成头发断裂

为什么多毛也会成为问题

我的一位校友的妈妈是位非常优雅的高个儿女士,她是一位芭蕾舞演员,有一头红色短发,喜欢佩戴蝴蝶结和珍珠耳环。有一天,我们仨一起去游泳,在更衣室里,她向我们展示了她那有着金色扣子的比基尼。但当她来到游泳池旁边时,我无法再关注其他细节,而是紧紧盯住了她的大腿,严格来说,是她那从比基尼区中蔓延出来的直到大腿内侧的东西——浓密、深色、蓬松的卷毛。我以前从未见过这么浓密的阴毛,这给我留下了深刻的印象。

在错误的地方长太多的毛发也是个
大问题，尤其对于女性而言。举例来说，
多毛症中，毛发会在典型的"男性部位"
疯长：面部、胸部、背部、腹部以及胳
膊和腿上。黑发女性和地中海地区的女
性相对来说容易出现这种男性化的情况，
发生率为 3% ~ 5%。她们的雄性激素水
平过高，或者雄性激素水平正常，但机
体对雄性激素的敏感性增加。多毛是多
囊卵巢综合征的症状之一（参见上一章）。
雄性激素为女性提供了额外的力量和性
能力，但激素水平过高则会导致毛发生
长迅速，同时会引发脱发、皮肤油脂分
泌过多和痤疮。

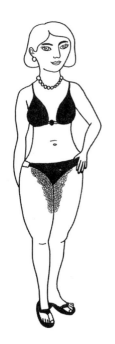

　　正常与多毛症之间的界线是很模糊的，多毛症病人的痛苦
程度与其自我意识及自信心密切相关。墨西哥知名女画家芙烈
达·卡萝总会在自画像上画出自己的小胡子和浓密的眉毛，甚至
比实际情况还要夸张。最后，这反而成了她的标志，她还自豪地
反对世人眼中所谓的美。

　　顺便提一下，有胡子的女人一直是所谓"怪胎秀"[①]的重要组
成部分，这种秀一直持续到了 20 世纪初。其中一位著名的胡子
女士是美国演员简·巴奈尔，她曾利用自己真正的胡须在集市和
马戏团出演奥尔加夫人，甚至还在 1932 年出演了电影《怪胎》。

---

① 19 世纪欧洲和美国流行的一种娱乐活动。当时有马戏团将各种残障人士
　　集中在一起进行各种演出，以牟取暴利。

很明显，男性对此也很喜欢，因为她结了 4 次婚，有 2 个孩子。

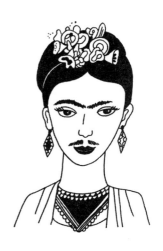

不仅患有多毛症的女性可能会长胡子，激素变化也有可能导致女性长胡子，这种情况一般在 40 岁后发生，这就是为什么现在镊子已经成为手提包中的常备品的原因。对于某些女性来说，汽车后视镜和百货公司的试衣镜都是令人悲伤的存在（这两种镜子都是放大镜），因为它们不仅让令人讨厌的脂肪一览无余，就连面部毛发也都清晰可见。

我在老人院工作时，看到许多年长妇女的下巴上有长长的黑色或白色的胡须，因为它们已经不再显眼，因此也没有去除。令人欣慰的是，因为视力下降，老年男性不会认为这是什么大问题，在柔和的模糊中，即使下巴长毛，她们也仍是世界上最美的女人。

女士们，如果你们不想再受多毛的困扰，可以用激光把它们处理掉。但是请在毛发变灰白前及时清除，否则医生容易找不到它们。

如何脱毛

我本人是黑发，而且有一半地中海血统，因此，母亲很早就教我如何脱毛。腿毛、腋毛或者比基尼区域的毛，她都想让我除干净。当时的男性觉得无毛的女性才有吸引力，因此，母亲告诉我，我的腿要从上到下都非常顺滑才行，而不是到处都有毛。

当然，也有一些男性对这些扎人的毛并不介意，有的甚至对女性腿上或两腿之间的绒毛还格外迷恋。没什么不可能的，所有事物都存在完全相反的两面：有些女性非常喜欢毛茸茸的男性后背，因为这在某种意义上说是野性的象征；有的女性则认为男性后背长太多毛很倒胃口。

人类想出了很多非常冒险的方法来清除多余的毛发，无论男女。剪刀、细丝、刮毛仪、激光、强脉冲光、电线、拔毛工具，以及蜡或糖制成的、热的或冷的黏合剂，只有想不到，没有做不到。

脱毛方法一览

脱毛方法	作用方式	说明
激光去毛	用激光照射处于生长期的毛发的根部，其中的色素会吸收热量，毛囊因此被破坏，从而使毛发失去再生能力	对于毛发颜色深而皮肤颜色浅的人效果最好；多次治疗，可达到永久脱毛的效果；治疗期间需要保护眼睛（可以使用护目镜）；有烧伤风险；脱毛前后 4 周需避光
强脉冲光去毛	包含多个波长的光，与激光作用类似	与激光相比，机器更大；小型家用手持脱毛仪功率往往不够，难以达到永久脱毛的效果

续表

脱毛方法	作用方式	说明
剃毛	通过刀片在皮肤表层剃毛	便宜快捷，每天重复；毛发不会因为剃毛而长得更快；可能造成小的刮伤甚至伤口感染，因而需要对刀片进行消毒；皮肤可能对刀片上的镍和塑胶过敏
化学脱毛	用强碱溶液（pH 值为 12）在皮肤或稍下层分解发丝，之后再用酸性液体中和	便宜；每 2 ~ 5 天重复一次；伤害皮肤，可造成接触性皮炎，不能大面积使用，也不能在生殖器黏膜处使用
热溶解去毛	用热脉冲破坏毛囊，从而使毛发脱落	浅色毛发也能被根除；不便宜，治疗耗时长；过热可能造成皮肤损伤和瘢痕形成；非常考验医生的眼力
蜜蜡、糖浆脱毛	将脱毛蜡或糖浆抹在皮肤上，上覆胶带，然后用力揭胶带，以达到脱毛目的	所有的肤色和毛发类型都可用；毛会变软；仅对一定长度的毛发效果好；皮肤屏障会一定程度受损，脱毛后需小心护理
拔毛	毛发被一根根拔除	便宜、快捷，工具能放在手提包里；视力要好；效果可持续数周；如果造成皮肤损伤，可引发感染

私密修剪可不仅仅是追求刺激

我最喜欢的一位出租车司机，他 60 岁左右，是个热爱摩托车的潮老头。他简直想为女性的阴毛唱赞歌。对他来说，女性身上没有什么比两腿间茂密的丛林更有吸引力的了。

有些年轻的观赏者可能会说："啊呸！"睫毛、眉毛或头发都好说，但人们对其他长在女性身体上的毛发讳莫如深。想必您已经知道，阴毛和腋毛都有重要作用。阴毛和腋毛是上天赐予我们的纯棉内衣，它们自由而狂野地在我们身体的隐蔽处生长，形成潮湿、空气稀薄的腔室。

我们可以将表皮视为可透气的戈尔特斯薄膜①，它保护性良好，不过湿气仍然能透出并蒸发掉。褶皱区域的各种腺体会产生汗水和有气味的分泌物。阴毛有助于防止此处的皮肤多汗，可以增加蒸发面积，还能保持良好的通风状态。如果脚趾之间有毛发，那将成为防止汗脚出现的完美装置。

但是，这些天然的装置并不总是完美的。修剪阴毛和脱毛令人愉悦，如果您想以此引起他人的关注也很简单，只需要在桑拿时展现自己的私密区毛发就好了，女性不刮腿毛也能达到同样的效果。如果脱毛了，那么私密区的结构将显露无遗，这会激发很多人做私密整形的意愿，比如做外阴整形。是的，真的存在这种项目。女性可以通过激光或者外科干预来重塑性器官，也可以在阴唇上注射玻尿酸，让其看起来更加饱满。对这条爱的通道进行整形现在已经成了自我优化整体方案的一部分。

---

① 美国戈尔公司发明和生产的一种轻薄而坚固耐用的薄膜，具有防水、透气和防风功能，被誉为"世纪之布"。

　　昨天还令人尴尬的事情今天可能就变成了时尚。虽然夹屁股的紧身裤直到今天还让人觉得羞耻，但是，通过裤袜或内裤让做过整形的无毛阴唇显露出来却成了时尚。对于这种"骆驼趾造型"[1]，已经有了量身定制的骆驼趾内裤甚至是插进内裤的硬物，它们可以模拟出清晰可见的外阴。好吧！

　　很多文化认为茂密的阴毛是生育能力强的象征。不幸的是，那里的毛发茂盛也有一些缺点：虱子很喜欢这里，另外也很容易聚集恼人的气味。

　　第二种常见的时髦造型是跑道式阴毛。阴毛沿着外阴精心修剪，像拉长的胡须。这种造型有不同的宽度，有时能让人想起易洛魁人的发型[2]。我最近发现还有一种"反向"跑道，即生殖器完全没毛，而左右两侧在比基尼区则生长着浓密的卷毛。这让我想起了羊排络腮胡，这是一种绅士和怪胎喜欢的胡子造型。在脸上，这种造型也是嘴和唇周围没有胡子，而旁边则是茂盛的丛林。

　　第三种流行的造型则遵循了"一切都要藏起来"的箴言。赤裸的生殖器能让人联想起年幼时期，这也解释了为什么那么多成年人认为这种造型很有吸引力。这个问题应该从心理学角度进行分析。完全无毛风靡的先驱应当是色情电影行业，因为这样摄影师能够"一镜到底"，能更清晰地展示两性器官间的"亲密接触"。

　　私密区脱毛的合理性常从卫生角度来进行证明。许多人的私密区是必须完全无毛的。男性有时会把阴囊上的毛和阴毛脱去，而让其他地方的毛留下来，这会让睾丸在大腿和腹部的毛发海洋

---

① 源自英文俚语"Camel Toe"，是指因为穿着紧身裤而使得女性阴部形状显现的情形，又泛指女性性征。此俚语在电影《天气预报员》中有描述。

② 易洛魁人的发型好像马鬃，两侧的头发很短，中间的头发较长。

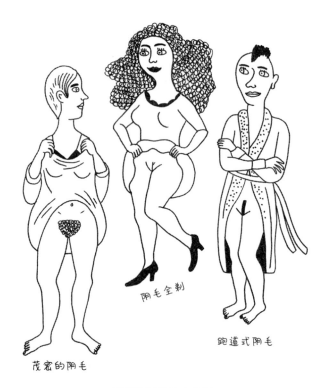

阴毛全剃

跑道式阴毛

茂密的阴毛

三种流行的私密发型

中闪闪发光。这特别符合一句名言所蕴含的哲理：树篱越矮，房子越显高。

但是，喜欢在私密区刮毛的人要注意了：刮毛容易导致脓包的出现。而且研究表明，刮毛的人也更容易感染性病。其原因可能是这样的人过着更狂野的性生活，又或者是刮毛让我们的皮肤屏障被削弱，因此，尖锐湿疣或传染性软疣的病毒能更容易进入我们体内。此外，这也与刮毛时会用到的起泡剂有关。它们通常碱性太高，会破坏私处及其周围皮肤的酸性环境。这样，来自肠道的细菌或手指、舌头或阴茎上的细菌便无法被有效抵挡在外。一种为健康考虑的折中方法是修剪一定的阴毛，这样既能保护皮肤，又不至于使皮肤受损。其他则都是个人品位的问题了……

鼻毛

提到"修剪"这个词，直接让我想起了另一个麻烦的东西——鼻毛。这对于男性来说尤甚。部分男士只有一些柔和的鼻毛若隐若现，有的男士的鼻毛则会垂到上嘴唇上。这该怎么办呢？是将露出的鼻毛塞回洞中，然后巧妙地打个结，抑或用镊子勇敢地将其拔掉？亲自尝试过的人都知道，拔鼻毛可是很疼的，鼻毛拔出来了，眼泪也就跟着下来了。这种反应是正常的，因为拔鼻毛导致的疼痛是身体

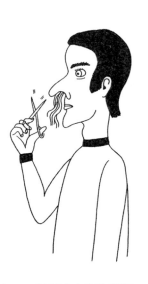

的重要警告信号。人类最敏感的感觉神经三叉神经分布在头面部。这是针对头部所有感官的超敏预警系统。请严肃对待这个警告信号，不要随便拔鼻毛。鼻毛是异物过滤器和误闯的昆虫和蜘蛛的防御网。此外，拔鼻毛还可能导致感染，因为鼻毛上有很多细菌，这些细菌能很轻易地迁移到刚拔出毛的毛囊中，导致毛囊发炎甚至形成疖。如果这些细菌闯入静脉，进入大脑，甚至堵塞那里的大静脉，这将非常危险。因此，最好只是剪短鼻毛。鼻毛修剪器或者鼻毛剪始终是非常友好的节日礼物。

头发灰白

如今，头发灰白还是一种禁忌吗？这从很多人（特别是女性）发现第一根白头发后马上去染发就可以得出判断了。发现第一根白发到出现恐怖的灰色发际线可能只需要 2 ~ 3 周，这让人很不爽。男性也会染发，但因为乔治·克鲁尼[①]等明星让灰白相间的发型变得性感，所以男性染发没有以前那么流行了。

当我们的头发变灰时，体内到底发生了什么？这真的是变老的征兆吗？就像我们的皮肤和眼睛的颜色一样，头发的颜色也取决于个体色素的混合情况。色素是在色素细胞中产生的，这种细胞能将色素注入正在生长的头发。当我们的头发由黑变灰时，表明黑色素的产量在下降。空泡取代色素粒子在头发中累积，因此，头发从外观上看颜色变浅了。

有些人在 20 多岁时就出现白头发了，有的人到 60 岁才有。这是遗传因素导致的，也可能有环境因素参与。动物研究表明，对于发根神经纤维的压力会影响头发的色素工厂，并导致头发变白。过氧化氢是罪魁祸首，它是人们熟悉的漂白剂成分。过氧化氢每天都在我们的新陈代谢中生成，随着年龄的增长，其在头发中会越来越多。如果头发无法及时分解这些过氧化氢，它们就会攻击产生黑色素的酶，导致头发变色。

这样的头发变白过程通常发展比较缓慢。但是，人们总能听说因为压力而一夜白头的情况。这通常是因为免疫系统忽然针对自身的毛发发起攻击，从而导致所有有色的毛发中色素一次性脱

---

① 1961 年 5 月 6 日生于美国肯塔基州列克星敦，美国演员、导演。

失，于是从外观上看头发都变白了。

对白头发不满意的人通常会采用化学方法来改善，即使用染发剂。但是，许多染发剂都含有芳香胺，这种东西可以致癌且具有遗传毒性。大量接触染发剂的理发师患膀胱癌的风险高于常人。对苯二胺也会引起接触过敏。

那么，对于经常染发的人来说，危险性有多大呢？对于染发致癌的研究，结果喜忧参半，有的非常令人不安，也有的结果显示人们无须太过担心。研究发现，接受过高等教育的女性染发是最危险的，至于其中的原因，目前还不清楚。有推测认为，可能这些女性能够承担经常去染发的费用，而理发店的产品比从超市里买的可以自己动手染发的产品更具刺激性。

浅色染发剂也包含对人体不好的物质，但它们停留在头发上的时间要短一些。对于曾经染过发的人来说，色素可能会永远留在那里，因为每次洗头时都会掉下一些小的颜色颗粒。这些颗粒不仅会进入下水道，还会被皮肤吸收，这也解释了为什么有的人会在染发数周后出现皮肤发红、瘙痒和红肿的情况。尽管知道有这种危险，但很多人还是会去染发。目前还没有完全无风险的天然染发剂，虽然纯天然的散沫花染料被认为具有良好的耐受性，但有关其所含毒素和过敏原的警告却从未停止。特殊颜色的染发剂甚至会带来致命的后果。

头皮屑，你静静地飘

深色头发或深色上衣上的头皮屑可不是什么美观的东西，有头皮屑的人让人觉得有点邋遢。人们没办法简单拍拍就把头皮屑赶走，因为它们实在太多了，而且头皮屑是一直在掉的。每个人都无时无刻不在产生头皮屑。头皮屑是头皮死掉的细胞，它们的继任者让它们必须让位。我们的头皮细胞每 4 周就要更新一次。如果这个过程进展太快，当约 1000 个头皮细胞粘在一起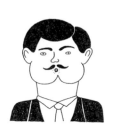

脱落的时候，它们就会以头皮屑的形式显现出来。头皮屑增多虽然大部分情况下是无害的，但会影响美观。头皮屑增多的原因可能是过度护理，也可能是头皮对护发产品的反应。

如果想减少头皮屑，首先要知道自己的头皮是油性的还是干性的。很多人认为头皮屑增多是头皮干燥的表现，但情况恰恰相反，头皮屑增多是皮脂腺过度活跃的表现。糠秕马拉色菌特别喜欢毛孔中的油脂，"进食"油脂后，它的排泄物是游离脂肪酸，这些游离脂肪酸会刺激头皮。为了驱除邪恶势力，头皮会加快细胞更新的速度。如果手指蹭上了头皮屑，这可能会在您的皮肤上留下一层油膜。受到头皮屑困扰的人，额头、眉毛、鼻子和耳朵通常会出现发红的情况，有时上半身会有粉刺或褐色、白色的斑点。

几种对付头皮屑的产品

产品	作用
阿育吠陀头皮药剂（有效成分为印楝、姜黄、染料根、甜靛蓝和椰子油）	有抗真菌、抗细菌、抗氧化、消炎及调节 pH 值的功能，可缓解瘙痒，有效保护皮肤，还有保湿作用。对于头皮屑、银屑病、特应性皮炎所致的头皮瘙痒和头皮炎症有效

续表

产品	作用
醋水（每升水放 1 ~ 2 勺苹果醋）	修复皮肤酸性保护层，去除有害的头皮细菌，让毛鳞片固定在发干上，让头发光泽度好
抗真菌洗发水（成分包括二硫化硒、巯氧吡啶锌、环吡氧胺、酮康唑）	减少刺激头皮的糠秕马拉色菌

干性头皮屑会在头发从来都不油但对头皮护理产品很快起反应的人身上出现。对于这种头皮屑，所有能让皮肤不再干燥的方法都有效，比如少洗头以及使用特别温和的含糖基或椰油基表面活性剂的无色无味、无防腐剂和不起泡的洗发水洗头等。如有必要，也可以与尿素（一种天然保湿因子）混合使用。而且要记得别再吹头发了。如果头皮屑很顽固，请去医院检查甲状腺功能和血液中的微量元素。

虱子

经常会有优雅的母亲带着同样优雅而且着装整洁的孩子到访我的诊所，原因是孩子的头很痒。他们通常一进来就会说，没发现虱子。家长们往往认为是孩子过敏了，可能是用的水果味洗发水不太对劲。对于头痒的孩子，我做的第一件事通常是看他的耳朵后面。大部分情况下我会有所收获，那里的头发上有非常小的虫子。有时虫子是白色的，已经死了，只是个空壳，很像头皮屑；有时是棕色的、胖胖的，虱子的幼虫还在里面；少数情况下，还会有真正的虱子出没其间。

虱子会引发头皮和颈部瘙痒、起红疹和鳞屑、结垢。如果虱子长时间存在，则会引发细菌感染，并伴随着黄色痂皮和颈部淋巴结肿大。虱子的传播可以直接通过头发的接触而实现，很少通过其他物体。在感染大约 3 周后会出现不适感。关于治疗，可以使用化学毒性溶液或相对健康一些的特殊防虱油。防虱油可在 10 ~ 60 分钟内使虱子窒息，还有护发作用，能使头发易于梳理。因为无毒，使用防虱油是首选的治疗方法，也可以预防性使用。初次使用 8 天后应重复使用一次，以杀死第一次治疗后新孵出的虱子。齿间距小于 0.2 毫米的梳子可以把虱子（包括死虱子）梳掉。

治疗后，严重瘙痒通常会立即缓解。有时候会残存一些瘙痒感，这是因为虱子和虱卵给皮肤的刺激效应还在。这种情况下，可以使用温和的可的松溶液进行治疗。

保险起见，可以用 60 摄氏度的水洗涤接触皮肤的衣物。梳子、发夹和发带等也可以用热水进行彻底清洗。无生命的物体很少会传播虱子，在不接触人体 3 天后，虱子就会死亡。

因为虱子常和不干净联系在一起，所以人们不爱提它，这也是为什么整个班级或日托小组经常要与虱子斗争数周的原因，因为能相互传染。最好形成良好的沟通机制（比如给孩子的父母发邮件），同时给所有可能的密切接触者一起除掉虱子。这样，虱子这种小小的爬行物就没有机会了。

第 14 章　点数多的就赢了：
疣、结节和斑点

我第一次怀孕的时候读过一本很精美的孕期指南。里面有一组非常美的图片，记录了一位怀孕的模特腹部逐渐隆起的过程。其中一张图片显然是后期修图的时候给漏掉了，所以有些意外地，您能在这张图上看到那位美丽的模特身上有数不清的色斑和凸起的小点。在我看来，这是非常美好而自然的，但在对图片美化方面追求完美无瑕的出版社看来，这种情况恐怕要对责任编辑进行罚款处理了。

当然，所有人都知道完美无瑕的皮肤是不存在的，只有修图才能达到这样的效果。但是，我们却对这样过度美化的照片大肆宣传，并把这样的皮肤当成美的标准。我们有时候都忘了，这样的大美女是技巧精湛的修图师的功劳，而非天生丽质。现在请您来做个小实验，也就是面对现实：请您站在镜子前，脱掉衣服，观察自己的皮肤，并轻轻抚摸它。您也可以和伴侣一起这样做，看看你们在对方身上能发现多少与完美皮肤不同的地方。您可能发现了不少斑点和凸起，其中有很多肯定是最近几年才出现的。欢迎加入"国际皮肤斑点–丘疹联盟"！

尽管差不多人人都在这个组织里，但这并不代表人们现在能以平常心看待这些斑点和丘疹。我每天都会遇到这样的病人，她们不敢在沙滩上穿比基尼，也不敢进游泳池，因为她们身上有东西不想让别人看到。我们的心中都隐藏着这样的恐惧：怕和别人不一样，怕自己不如别人完美（完美的人当然没有瑕疵），甚至怕被别人认为是丑。其中几位病人的确有过不太愉快的经历，因为她们身上有斑点，别人都与她们保持距离，因为别人认为这种斑点或丘疹说不定是传染病的表现，他们可不想被传染。

那么，让我们来一起看看，皮肤上的这些东西哪些是完全无害的，哪些又是必须要治疗的。

血管瘤、蜘蛛痣和扩张的毛细血管

您还站在镜子前吗？不在了？还是站回去吧，现在才正式开始。

第一个任务：寻找身上有没有零星的红点状凸起。

这些东西一开始都是非常小的红点，它们会随着时间的流逝而逐渐变大、凸起，最后可以长成豆子那么大。普通人会叫它"血管瘤"，但我们医生经常会给比较严重的疾病起一些神奇的名字，比如我们会把这种凸起的红点叫作"樱桃血管瘤"，是不是很可爱。这种东西会随着年龄的增长而越来越多，那些不解风情的同事会直言不讳地将其称为"老年性血管瘤"。当然，但凡有点沟通技巧的医生都不会这么说。

血管瘤表面平滑，颜色从红色到黑色都有。深色的血管瘤中血管成了一团乱麻，这会导致血管堵塞，形成微血栓。一般来说，这种血管瘤没什么危险，但如果颜色非常深，会和黑色素瘤很难区别。在不确定的情况下，应该将其切除后做病理检查。如果已经明确诊断为血管瘤，可以请医生用激光把它处理掉，血管瘤会瞬间变成浅灰色，在几天或者几周内彻底消失。如果您想自己处理，可一定要注意血管瘤拥有丰富的血管分支，治疗时可能会流很多血！所以，还是在仔细检查后，让专业的医生来处理它吧。对了，特别要留意观察一下腰部，因为血管瘤最爱出现在那里。

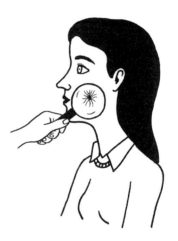

　　毛细血管扩张，除了会形成球状的血管瘤外，还可能形成其他的结构。它们会像电缆一样在面颊和鼻子周边蔓延，这种情况我们可以称作"面部静脉曲张"。血管的弹性纤维受损，这时血管就变得肉眼可见了。原因有很多，包括照射阳光过度（甚至是日光浴）、吸烟或者是遗传（白皙的I型皮肤[1]容易出现这种情况）。玫瑰痤疮或者酒渣鼻病人更容易出现这样的红血丝。这样的皮肤特别敏感，稍有刺激就会出现小丘疹，最严重的情况是鼻子看上去像红色的蒜头（鼻赘）。

　　有时候，人们会在皮肤上发现多条血管分支以一个血管为中

---

① 译者注：皮肤 Fitzpatrick 分型将皮肤颜色根据日光照射后灼伤或晒黑的特点分为 I ~ VI 型。一般认为，欧美人皮肤基底层黑色素含量少，属于 I 型和 II 型；东南亚人皮肤基底层黑色素含量中等，为 III 型和 IV 型；非洲人皮肤基底层黑色素含量很高，为 V 型和 VI 型。

心向外发散，我们皮肤科医生将这种情况称为"蜘蛛痣"。

我们可以通过激光照射来治疗这些问题。使用只能让红光吸收能量的波长的激光，靶向地让红点部分升温，高温改变了血管壁的纤维蛋白，血管被重新拉紧，多余的部分会被去除并被机体机化吸收。

粟丘疹和毛周角化症

第二个任务：查看皮肤上有无白色或黄色的表浅小凸起。

如果有，那么您可能患有粟丘疹。您可能从来没听说过这个名词，我们医学界可是借用了食品界的说法，用通俗易懂的方式来对它进行命名的，简单来说，就是脂肪粒。就像自然界中的很多东西一样，粟丘疹这种脂肪粒出现得无缘无故，有时甚至会在皮肤出现微小伤口或者受到剧烈摩擦后出现。如果它们没有自行消失，您可以将其挑破，把里面的脂肪粒挤出来。

当您抚摸上臂和大腿的外侧或者脸颊时，可能会摸到一些凸起的毛孔，它们很粗糙，感觉像砂纸一样。如果仔细看的话，您会发现这些毛孔里有个粗糙的角质栓。有时候这些毛孔周边是发

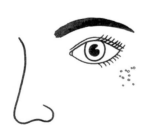

红的，可能还伴有炎症。如果用手去挠，会冒出一根弯曲的汗毛。这种情况我们称为"毛周角化症"或"毛囊角化症"（俗称"鸡皮肤"），即毛囊开口角栓形成，是遗传性的，40% ~ 50% 的人

都有这种问题。皮肤白皙、轻度超重、皮肤干燥和患有神经性皮炎的人容易患毛周角化症。避免皮肤干燥可以缓解过度的角质堆积，比如：不用可引起皮肤干燥的香皂而代之以纯水洗脸；尽量涂抹含有丰富脂肪、尿素、水杨酸或乳酸铵成分的面霜，这些成分可以溶解角质；也可以使用以椰子油、乳木果油或凡士林为基质，含印楝、姜黄、茜草根和蓝靛叶油提取成分的阿育吠陀乳膏。角质栓软化后，您可以用去角质的浮石或者手套将软化的角质轻柔地除去。晒晒太阳可以加速消肿。

囊肿、痘痘和脂肪瘤

第三个任务：让我们来找找身上有没有 XXL 号的痘痘。

有的人可能会在皮肤上发现一种圆鼓鼓的活动性球状物，就像从皮肤上坠下来的一颗葡萄。

如果您用放大镜来观察，可能会在这个球状物上看到一个小毛孔。这是之前正常的皮肤毛孔，有一条细长的通道，毛发将皮脂从深处引向表皮，就像一个排水管。但是，如果毛孔通道被堵住了，那么皮脂、细胞垢和细菌就会积聚在通道中，并在深处扩张。之后，要么爆裂，导致丘疹，留下瘢痕；要么是之前的毛孔通道变成一个口袋，人们称之为"囊肿"。如果皮脂腺完好无损，并且继续有养料进入这个口袋，那么囊肿会增大，并会导致感染。对于不太严重的毛囊炎，可以使用能使其软化的软膏。这是一种有焦油味、含有硫黄的黑色软膏。最好在外面再缠上绷带。如果运气好的话，糊状物会自动出来。如果问题严重，可能需要做个小手术。对于没有出口的，人们称为"粉瘤"的皮脂腺囊肿，手术是唯一的治疗方法。粉瘤有稳定的外壁，如果想将它去除，就必须将外壁完全清除。为此，需要打一个孔。通过这个孔，粉瘤可以被剥离，有时还需要冲洗并清洁内腔。囊肿里面的东西有时候闻起来很刺鼻。

如果您耐受度很高，有兴趣看看排空囊肿的手术过程，YouTube 上就能找到相关视频。

顺便说一句，即使是普通的毛囊炎也有迅速发展成囊肿的可能，所以一定要小心！因为在挤青春痘的时候很容易就会损伤排出通道。这样一来，虽然表面会愈合，但是里面的脓却无法排出。对于很多夫妻来说，互相挤痘是一种表达爱意的举动。弗洛伊德学派的心理学家甚至将通过伴侣的手导致的痘痘爆出与性高潮相提并论。但是，当"高潮"结束后，除了感染，一地鸡毛。我见过无数病人，他们做了各种尝试，但最后都因严重的炎症来找我看病，语气中还带着歉意："我无法抗拒……痘痘好像在朝我喊：快来挤我啊！"

虽然不应该这么说，但我有时候真的想请那些想让我给他们挤痘的病人离开。如果您非要挤痘痘，请在对手指和痘痘都进行消毒后非常小心地用短指甲轻柔地挤压，千万不能使用暴力！也不能在公共场所挤（出于卫生考虑）！记住：口角两侧至鼻根处是危险区域。挤这里的痘痘，细菌可能会被挤入海绵窦进而进入脑血管，造成严重后果。

有时，人们会在皮肤上找到容易与囊肿混淆的结构，这实际上是脂肪瘤。脂肪瘤是由脂肪组织构成的软而圆的肿瘤，它们被结缔组织组成的纤维囊所包裹。脂肪瘤是良性的，但可以长得很大，导致皮肤和身体严重变形，有的病人甚至会因此而不敢出门，因为所有人都会盯着他们。对于有大量脂肪瘤的人来说尤其不好过。相对来说，男性的脂肪瘤患病率会高一些。一般情况下，脂肪瘤不会引起疼痛，仅当压迫到神经或有小的神经纤维长出时才有轻微的疼痛感。肿瘤的良恶性可以通过活动性来辨别：如果与周围的组织有明显的界线，能够移动，一般是良性的；如果与周围的组织边界不清，移动性差，那就有恶性的可能。目前，建议使用超声波、磁共振或病理学检查来进行诊断。

对于脂肪瘤，如果必要的话，可以采用手术去除。如果瘤体很多，手术治疗肯定会留下很多瘢痕。医疗美容领域有一些可供选择的替代治疗方案：位于腹部的软而大的脂肪瘤可以用抽脂法去除，还有一种方法是打溶脂针。打溶脂针虽然效果来得慢，但不会留下瘢痕。溶脂针的主要成分是磷脂酰胆碱，它是一种从大豆中提取的脂类物质，也是人体细胞细胞膜的组成成分。磷脂酰胆碱常与脱氧胆酸混合使用以溶脂。这种方法实际上来自内科，内科医生会将磷脂酰胆碱注射入静脉，以治疗脂肪栓塞（血管中的脂肪团）。向脂肪瘤中注射磷脂酰胆碱，脂肪细胞会破裂，其中的各个成分继而会排出体外。虽然尚无官方批准，但此方法已经在许多病例中成功应用。

滚蛋吧，疣君！

那些从未得过疣的人可以自视幸运，因为 80% 的人都被疣"玷污"过。没有得过疣的人千万不能掉以轻心，因为患病的风险极大，可以说病毒无处不在。疣是人乳头瘤病毒引发的传染病。不同亚型的病毒会偏好不同的身体部位。通过我们每分每秒都在脱落的皮肤细胞，疣病毒得以传播。人们甚至能够自己感染自己，当我们或多或少地剐擦到已有的疣时，就可能发生这样的情况，含有病毒的颗粒进入指甲，然后通过手这个"免费出租车"运输到各处。

疣通常只出现在皮肤的最外层，也就是角质层中。在传闻中，人们认为疣如果出血就是已经成功传染给别人了。实际上，如果疣出血了，则代表伤害的程度很深。这种疣不具有更强的传染性。但是，这可能导致其他病原体（如细菌等）进入血液，造成炎症。

疣是非常有耐心的家伙，它一点也不着急，从感染到变成可见的疣有时需要 20 个月。光脚去公共泳池和家人之间的亲密接触，感染的概率格外高。一旦病毒穿过我们的皮肤屏障，它就会将遗传物质整合进我们的基因，在我们的细胞中定居，并以高标准来建造自己的房子。肉眼可见的疣就是病毒的房子，有时会成为格外显眼的住宅区。

手和脚都是人乳头瘤病毒造房子的理想地点。出汗的双手、橡胶运动鞋、工作鞋和滑雪靴中的汗脚，都为病毒建造房子提供了柔软的地基。角质层的供血很差，并且有破裂、干燥和有孔的皮肤屏障，所有这些都好像在向疣病毒说："欢迎，随便坐。"

人乳头瘤病毒的建筑物有各种设计。标准模式是手上或身体其他部位的半球形粗糙肿块。有时，人们会在病毒的屋顶发现一个小黑点，这不是污垢，而是毛细血管被角质块状物（疣的形成材料）挤出时形成的微小血栓。眼睑上可能会长丝状疣，而脚底因为不断受压，可能会长跖疣。跖疣症状明显（脚底形成圆形角质增生，周围绕以增厚的角质环），可以在早期就被发现。人们通常会以为这些圆圈是鸡眼或老茧，这导致跖疣不能得到及时的治疗，病人会在不经意间成为病毒传播者。长在脚底的疣会像刺一样钻入柔软的足部组织，并且会左右摆动，在周围形成微小的裂口。这是细菌的理想入口，会导致足部感染，严重的会产生剧痛、高热乃至败血症。因此，请时不时地看看自己的脚底（或者让别人看，别自己扭伤了），如有问题及时就诊。

位于生殖器区和肛门附近的尖锐湿疣是必须治疗的，这种疣也是人乳头瘤病毒引起的，是必须严肃对待的性病（详见第 9 章）。理论上讲，疣是一种自限性疾病。疣的头号杀手是我们的免疫系统。如果免疫力弱，病毒就会入侵；如果免疫力强，病毒就不得不认输。医生把增强免疫力的治疗方案称为"主动等待"。到那时，人们可以说：滚蛋吧，疣君！

这种"观察和等待原则"也解释了为什么人们经常嘲笑的那种应对疣的方法能成功的原因。有些人的免疫系统非常敏感，可以成为护身符，让疾病能够神奇自愈。一旦身体的防御能力得以提高，战斗力指数飙升，剩下的一切就交给时间吧。

可惜的是，顺其自然的方法并不总能奏效。即使是出于不感染他人的意图，也是时候采取一些措施了。如果您还没有治疗疣的经验，那一定要去看医生。通常情况下，医生会用酸性的溶液或软膏将私密区之外的疣的房子软化，然后将其刮除。如果溶液中还含有可以杀死病毒的成分，那么效果将更加显著。此外，也可以用强激光进行烧灼，还可以用零下 196 摄氏度的液氮进行冷冻。非处方的冷喷雾效果一般，因为它最多只能达到零下 55 摄氏度。不建议采用手术治疗，因为经常会引起疼痛，留下瘢痕，而且只能局部摧毁疣的房子，复发率很高。

最后，我想给您几个重要的针对顽固性疣的提示：

◆ 用超声波检查下肢静脉是否存在静脉曲张。如果存在下肢静脉曲张，会导致静脉血液淤积和组织肿胀，使足部的防御力减弱。因此，请及时治疗下肢静脉曲张。

◆ 调节免疫力。最重要的是减轻压力，因为压力会导致皮质醇分泌减少。

◆ 检查血液中铁、锌、B 族维生素、维生素 C、硒、维生素 D 等营养素的情况。它们就像新陈代谢的齿轮。如果缺乏，可以有针对性地进行补充。

◆ 保护皮肤屏障。仅用水冲洗，或者用极少量的酸性温和合成洗涤剂（含糖基或椰油基表面活性剂）沐浴。气候干燥时，记得给皮肤保湿（可以使用含尿素成分的保湿霜）。

◆ 宫颈癌疫苗也有助于预防尖锐湿疣和跖疣。因为尖锐湿疣、跖疣和宫颈癌的病原体都是人乳头瘤病毒。关于这方面的应用，至今还未获批准，因此算是超适应症使用。

◆ 白屈菜、欧洲柏大戟、大蒜、香柏、水飞蓟、蜂胶、胶体银等对于疣的治疗都有帮助。这些"药物"均具有抗病毒作用。但民间医学毕竟是经验医学，缺乏科学研究的支持，因此，应用时要慎重。另外，某些"药物"可能引发过敏。

此外，您可以尝试赤脚走路，或者干脆把脚抬高放松地继续阅读。疣讨厌放松！等待和喝茶就足够了……

其他各式各样的赘生物

并非所有"疣"都有病毒。有的赘生物的名字里虽然有"疣"，但却不具有传染性，只是良性的皮肤肿瘤，具有"疣"的形状而已。软垂疣（软纤维瘤）就是这样的疾病。请再次把脚从沙发上移开，来到镜子前，我给您看样东西。

第四个任务：寻找柔软的肤色或棕色结节。

软纤维瘤看起来很长或很圆，通过一个细长的颈与皮肤连接在一起。它们喜欢在脖子和腋窝周围玩耍，有时还会出现在脚部、眼睑或躯干上。它们在皮肤经常相互摩擦或者皮肤和衣服经常摩擦的地方像橡胶树一样茁壮生长。软纤维瘤可以发生于任何年龄段，中老年人最常见。

我知道有的外科医生喜欢在复杂的肠道手术或给病人安上新髋骨后小小娱乐一番。他们用手术剩下的线勒住还在麻醉状态下的病人的软纤维瘤（请勿模仿）。这些被勒住脖子的赘生物由于血液不流通，很快就会变黑并掉落。这是成功手术后的附加服务。虽然我也很喜欢关照软纤维瘤，但是我只有在病人清醒并真的希望弄掉它们的时候才会动手做。切勿尝试用生锈的指甲刀自己动手剪掉软纤维瘤，因为这可能导致严重的感染。这样的事情请交给在真正无菌环境下工作使用锋利外科手术剪的医生来干吧。啪嗒，那东西掉下去了……

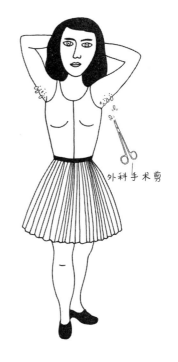

外科手术剪

最臭名昭著的非病毒"疣"要数老年疣了。这名字听起来就让人感觉是种顽固的东西，而且不是很有魅力。但是，30 多岁的人也有可能患上老年疣。老年疣的确会随着病人年龄的增长而出现的频率更高。它们一开始是星星点点的，到后来可能会变成大包。为了避免人们把疾病和年龄关联起来，一些有同理心的医生会含糊地使用"基底细胞乳头瘤"这个概念，而我更喜欢称其为"脂溢性角化症"，这个名称原原本本地表述了其症状。

在我们的镜子实验中，您可能会在自己的身上找到这样的斑点。它们如同甲虫一样粘在我们的皮肤上，呈黄棕色至黑色。有的表面粗糙，有的油腻发亮。有时，老年疣会在皮肤干燥的情况下出现细屑，看上去非常黑，这会让人产生恐惧感，因为这很容易让人联想到皮肤癌。幸运的是，老年疣永远也不会癌变。它们最多只是很烦人，让人感到很尴尬。不过，这是个真正的大众病。如果举办一场 70 岁以上的老年人舞会，那么 80% 的客人身上都会拥有这样的斑点。

什么？您在身上找到的不是深色的甲壳虫斑点，而是白色的扁平斑点。那您可能还正值好年华，并且是个日光浴爱好者。这种斑点多见于小腿和小臂上，能让人联想起仍能在某些旧公寓的天花板上见到的经典灰泥装饰。这种斑点被称为"疣状角化不良病"。想去除这种讨厌的角质增生（无论是黑的还是白的）的人，都不应该害怕去看医生。

只有当这种无害的角质增生突然大量出现而且瘙痒时，为了安全起见，才需要去医院检查。但不用过度担心，这并不一定代表这些疣是因为恶变才疯狂生长的。

我去，一颗痣！

希望我们的镜子实验没有破坏您的好心情，而是让您增强了追求皮肤完美无瑕和修图很无聊的信念。好的！那么，以下这种情况应该已经是过去时了：我的一位病人从网上订购了一种腐蚀性溶液，她想去掉身上的痣，她认为这是无法忍受的缺点。然而，她在自行尝试的过程中严重烧伤了自己的皮肤。

每一位称职的医生都知道，要想除痣，必须先进行组织学检查，以便在显微镜下鉴别是否有恶性细胞或癌前病变。这位病人在这方面真可谓祸不单行。受到腐蚀后，她的皮肤上留下了红色和白色的大片瘢痕，也不清楚她究竟腐蚀掉了什么。如果痣的一部分残留在皮肤上，这些细胞会在不经意间发生癌变，说不定某天会真的变成皮肤癌。遗憾的是，这比人们想象中的发生率要高。我就曾遇到过一位这样的病人。他的癌细胞已经严重扩散，皮损随处可见。几年前，他的太阳穴附近和耳边长了褐色斑点，后来用激光打掉了，但没有做组织学检查，我想那可能就是第一个癌变点。

多数情况下，痣是无害的，甚至能成为个人的标志，如辛迪·克劳馥和彼得·曼菲。有的人会将美女脸上的痣称为"美人痣"，其实这个名称并不准确。痣多发于面部，是立体的，呈半球状。除了色素细胞，痣还含有多年不断生长的纤维结缔组织，可能会随着年龄的增长而越来越大。这就是为什么痣一般出现在年长的人脸上的原因。童话中女巫脸上的痣让人印象深刻。当痣中长出了毛发，就达到了"丑"的巅峰。

痣一般是良性的，所以您大可放心，不用处理。不过，如果您为此感到烦恼，可以通过手术或激光将其去除。但是要注意，除下来的痣不应该被随手扔进垃圾桶，而应该放到病理学家的显微镜下，仔细排除恶性病变的可能性。

对于身上有很多痣的人来说，您的衰老速度很可能比别人慢，这应该是一种安慰。多痣的人的染色体末端有着更长的保护帽，也就是所谓的"端粒"。端粒在每次细胞分裂时都会变短，直到在某个时刻被耗尽。在那之后，细胞便不再自我更新并开始衰老。

第 15 章　重力之殇和年龄的乐趣

人的衰老程度与自身的感受相关，或者说，与摸起来的感觉相关——这是皮肤科医生的说法。

衰老是不可避免的，虽然我们究其一生都在全力抵抗、粉饰、掩盖并否认着。修图工具、硅胶、肉毒杆菌毒素、吸脂、拉皮等都是我们应对衰老焦虑症的工具。无论接受了什么样的教育，处于什么社会阶层，是男还是女，对于衰老的焦虑，都无一幸免。

有时候，您也许能感到青春期般的狂野，可当您经过镜子，匆匆瞥上一眼，会突然被那个包裹着年轻灵魂的衰老躯体吓一跳：脸上布满皱纹，皮肤晦暗、干瘪、长斑、下垂，头发稀疏，牙齿磨损，还戴着老花镜……

如果还没有发现这些明显的衰老迹象，您自然可以很轻松地说：我以后要优雅地老去。优雅说起来容易做起来难。除了缓慢但势不可当的视觉变化，衰老还会造成身体各个部位出现疼痛和其他问题，这都会让优雅变得困难，除非您真的对自己的皱纹及其展示出的岁月痕迹感到自豪。

化妆品厂商为那些想抵御岁月痕迹的人准备了种类繁多的产品。如果您属于目标人群，并且认为只要在脸上擦了辅酶 Q_{10} 之类的物质就能消除皱纹并阻止衰老的话，那我可能要告诉您一些令人失望的事实了。我认识的祛皱霜的忠实粉丝中没有一个是没有皱纹的，无论那些昂贵的瓶瓶罐罐里含有什么成分。我们的皮肤拥有令人惊叹的防御屏障，可以让我们免受过敏原、病原体和化学物质的侵害。不幸的是，这也能阻止所有神奇抗衰老物质的透皮吸收。

您可能会反驳说，网上有很多这些成分的相关研究，这些研究说鱼精子、蜗牛黏液、蛇毒还有其他有着类似成分的抗皱霜具有神奇的抗衰老效果。我想悄悄告诉您：在我们医生看来，所有的研究结果都或多或少存在主观偏差。我自己就曾有意无意地"操纵"过研究结果，比如在检测时由于主观偏好可能会让结果稍微四舍五入一番——这样能让结果更符合我们的预期。这有时是科学家的个人意向，有时则是研究资助者的"期待"，有时是为了让文章能够发表在知名刊物上，好让自己的履历更漂亮。当然，这都是受潜意识支配的，而不是故意的……

那儿挂着个东西

有关衰老的另一个迹象在女性身上尤为明显，那就是乳房下垂。您可能听说过这样一个笑话：一位年老的妇人想自杀，她从柜子里拿出丈夫的枪，并决定射向自己的心脏。但她不知道心脏的具体位置在哪儿，所以给家庭医生打了个电话。家庭医生告诉她，心脏在左侧乳头下方两指宽处。说到做到，这个老妇人扣动了扳机。第二天早上，报纸刊登了这样一则新闻：一位老年妇女向自己的膝盖开了一枪。

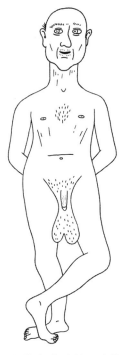

随着年龄的增长，女性的乳房会逐渐下垂，原因是结缔组织变弱了。此外，组织中具有储水作用的透明质酸的流失也加速了松弛的进程。当然，男性也无法永葆青春。如果他的"老二"垂得比绳子还长，那么老态就尽显无遗了。

组织变得单薄无力，就像破旧的袜子。躺着的时候，我们每个人看起来都不错，但是站起来之后，重力就是个挑战了。特别是女性，她们要经受乳房下垂、组织松弛带来的一次又一次身份认同的困惑。脂肪团使得女性拥有圆润的臀部和性感的大腿轮廓。大自然为我们发明了这样绝妙的东西，让我们在怀孕期间可以迅速为胎儿储存和调集脂肪。

这些有益的脂肪包裹着纤维，将组织分开。纤维在皮肤的下方停留并产生向下拉的力，形成凹陷。在其周围，皮肤会因为脂肪被拱起来，形成凸起。旁边的纤维形成下一个凹陷，如此反复，形成了凹凸有致的表皮外观。但原本可以使我们的脂肪保持形状的结缔组织网会随着岁月的流逝而变得松弛，此时，我们的皮肤就会出现橘皮样外观，臀部也松弛得很厉害，这让人觉得非常悲伤，因为再也不能像年轻人的臀部那样有弹性了。不过，我可以向您保证，松垮的臀部并不会造成什么大问题，因为男性比您对自己要宽容得多，很多男性喜欢在性爱的过程中女性臀部的摇晃。下面的对话可能发生在一对男女之间。男人说："我不想要特别紧的东西。"女人说："那就抓紧我的大腿！"

身体的老化不仅体现在皮肤上，还表现在其他各处。从我们的脸上就可以看到机体深处的变化。额骨和颌骨退化，牙槽骨退化，嘴巴凹陷，肌肉量减少，这会导致脂肪组织因为附着物的退化而显得多余或下垂。等我们到达尘世尽头，所有组织中具有储水功能的神奇物质透明质酸的量最多只有初始值的 1/5。一切都变得黯淡而松弛，就像没气的气球一样。

如果您认为可以通过外用透明质酸来填补这些"空仓"，那就大错特错了。透明质酸的分子量太大，无法穿过皮肤屏障。它们只能停留在皮肤上，让上层角质保持几个小时的湿润状态。只有注射进皮肤深层的透明质酸才能去除皱纹；如果口服，效果也是微乎其微的。组织容量的减少以及弹性纤维的分解会导致更多"冗余"的皮肤堆积成细纹、皱纹、皱褶、沟纹、泪沟、眼袋或下垂。这个过程中，静脉血管会扩张，血液循环会出现障碍，因而导致褐色斑点和皮肤粗糙。这些迹象表明，我们的皮肤屏障被阳光和岁月所伤，失去了稳定性。

通过一个小实验，您可以很容易地发现日光对皮肤衰老的影响有多大。您要再克服一下，再次站到镜子前。这次还是要照一下屁股，因为这样可以让您把脸和屁股的皮肤做个比较。如果您的年龄在 35 岁以上，那您可以通过对比清楚地意识到由阳光引起的光老化是皮肤老化的巨型加速器。您可能会在脸上发现皱纹、静脉、斑点或凸起，但屁股上却很光滑，没有或者很少有老化的迹象。在屁股上，您最多能发现一个很大的皱褶。当然，这个皱褶原本就在那儿。

作为医生，我每天都在给病人做皮肤癌筛查的过程中观察光老化的痕迹。虽然臀部与面部年龄一样，但臀部看起来确实年轻得令人难以置信。究其原因，当然是臀部大部分时间都被裤子、泳裤或其他衣物很好地保护起来了。对于非常喜欢裸泳的人来说，可能臀部和面部的区别没有那么明显。如果您始终如一地让自己的脸避免日晒，那么您的面部皮肤也会像臀部的皮肤那样年轻。从这个角度看，"脸像屁股"其实可以看作一种赞美。

最新调查显示，手机、平板电脑和电视发出的人造蓝光也会让皮肤老化，导致皮肤屏障被削弱。

贩卖焦虑的生意

如果我们只有些皱纹和斑点，但身体健康，脏腑运转正常，难道不应该开心吗？这难道会是什么迫在眉睫的问题吗？当然是，事情可没那么简单。为什么很多人不愿意透露自己的年龄？为什么我们会在承诺可以让自己永远年轻的各种措施上花费大量的金钱和时间？我认为，"优雅地老去"之所以这么难，是因为衰老会让我们联想起死亡、不育，以及体力和精力的下降。而且，年轻、美丽是我们最重要的追求目标。这种理想已经促成名副其实的追求回春的热潮：美容和抗衰老行业蓬勃发展，只要把足够的钱拍在桌子上，就能有求必应。我们的社会被编程了，没有任何人想要失去拥有洋娃娃般美丽的机会，错过开往永远年轻的列车。衰老如今不再是理所应当的事情，人不是一定会变老的！

不幸的是，这种趋势已经进军医学界。不久前，一位来自国外的著名整形医生在柏林剧院做了一次讲座。所有用肉毒杆菌毒素和玻尿酸来除皱的同行都蜂拥而至，以求聆听这位抗衰老教皇的箴言，当然也想见见他。当那位抗衰老教皇站在舞台上时，聚光灯从上方将他照亮，没想到却展现出令人不安的景象。他不仅向大家介绍了专业知识，还展示了他的外貌。他向大家打招呼："亲爱的观众们，我要向你们致以歉意，我想尝试男性额头能接受多大剂量的肉毒杆菌毒素。"

拿自己做实验的医生一直存在。有些医生甚至会让自己感染上可能致命的病原体来进行研究，有人因此而停止呼吸，极度接近死亡。但是肉毒杆菌毒素？如果是我，我肯定会尖叫着跑开，马上放弃在身上四处扎针的计划。

肉毒杆菌毒素是一种神经毒素，能够让注射区域的肌肉瘫痪数月，之后效果逐渐减弱，需要再次注射。人们喜欢用肉毒杆菌毒素来抚平眉间的"愤怒纹"（川字纹）和横贯额头的"焦虑纹"（抬头纹）。注射后，眉毛上方的左右两侧仍然有一定的活动性，眉毛仍可以上挑，所以还能用眉毛做出一些轻佻的表情。没有注射肉毒杆菌毒素的地方，肌肉通常会显得活跃。这可能会产生积极的效果，比如会将沉重的上眼睑向上拉，稍微打开视野。

但是，有时候可能好过头了。也许您会发现有些脱口秀嘉宾（大部分是女性）无论遇到什么问题都目不转睛一脸惊讶地盯着摄像头，我们医生称这种现象为"斯波克标识"，这是来自"进取"号星舰中令人难以忘怀的斯波克先生[1]的标志性表情。对于伦纳德·尼莫伊[2]来说，化妆师们成功地将这种一直向上挑的眉毛变成了他的标志。那些喜欢文学经典的人更喜欢将这种表情称为"墨

---

[1] 电影《星际旅行·初代》的主角之一，是主要角色中唯一一位外星人（半人类半瓦肯人）。
[2] 电影《星际旅行·初代》中斯波克的扮演者。

菲斯托 ①的眼神"。

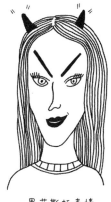
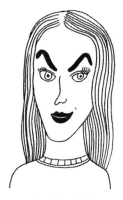

墨菲斯托表情　　　　　斯波克表情

　　我不知道这位著名的抗衰老教皇更为哪个派别所吸引，反正他做得很彻底，连眉毛的动作都消失了，额部所有的肌肉都被麻痹了。但是，如果连额头肌肉的自有肌张力都消失了，额头就会像断裂的卷帘百叶窗一样下垂。如同所有老年男性一样，这位医生的前额和上眼睑的皮肤也很松弛，因此，肉毒杆菌毒素的注射几乎让他的眉毛比眼睛还要突出。后来，他的妻子让他恢复了睁眼。他的妻子也是一位整形医生，据他说她是通过玻尿酸做到的。他的妻子将玻尿酸注射到他的眉毛上方，由此形成脊状隆起，这让他看起来有点像尼安德特人 ②，不过这的确能让眼睑再次抬起。

　　年龄是无法通过肉毒杆菌毒素或玻尿酸来掩盖的，更不用说让岁月停止了。在这种情况下，少即是多。用肉毒杆菌毒素石棺

① 歌德作品《浮士德》中的魔鬼。
② 欧洲古人类。前额低而倾斜，好像向后溜的样子，眉骨向前突出，在眼眶上形成整片的眉脊。

来埋葬衰老的迹象，这显然不是一个好主意。此外，这种过度整容会引来周围异样的目光和无端的诋毁……

几个月后，我应一家医疗美容产品厂商的邀请参加了另一位美容大师的讲座。这位大师来自巴西，巴西的医疗美容市场非常繁荣。原则上，我并不反对适量使用这样的产品，因为可以达到很好的效果，但是我在这个活动上经历的事情十分怪诞，让我感到深深的不安。讲座的开头看起来没什么问题，讲者向大家展示了有着最棒的室内装修和家具的房间照片。您以为我走错了"片场"，来到了一个室内设计师举办的活动现场？并不是。这位美学大师将房间与不同国家的女性做了类比，也讲了各地对美的判别标准。他说，有的女性想让自己的脸有意大利巴洛克风格，有的则想让自己看起来冷淡而优雅。他认为这两者都是合理的，只是个人品位差异。我此时还是不知道他想表达什么。之后他说："不过，德国女性的脸是绝对需要谴责的！"为了说明这一点，他展示了一张图片：一个肮脏的地下室，窗户和墙壁都破损了，墙皮从上面掉落。"朋友们，德国女性需要注意自己的面部修护了。你们也应该加入追求美的行列中来，不要继续放任自我了。"他喊道，"朋友们，我们要采取行动了！"之后，他在志愿者的脸上演示起来。1 平方米大小的屏幕上演示着他是如何将"地窖"般的德国女人的脸一针变美的。

他首先分析了志愿者面部、眼袋及泪沟的皱纹和容量损失，之后进行了一番评论，然后将大量填充物（玻尿酸）注射进志愿者的面部。前后对比照有着显而易见的变化，确实令人印象深刻。可惜，人并不像照片那样是平面的、静止的，而是拥有灵活面部表情的立体的活物。刚接受完注射治疗的志愿者在活动结束后被无情的聚光灯照着，站在舞台上接受各种采访，此时痛苦就暴露了出来：突出的嘴唇向各个方向不受控制地运动，被填充了的苹果肌怪异地与底层肌肉相向移动。当肌肉在大笑中露出形状时，我们看到玻尿酸填充物形成的蔚为壮观的凸起和凹陷在顽强地抵抗这种运动。

以这种方式让人变得畸形，并且将女性的脸和年久失修的地下室相比的人一定自己也不正常，至少是脑子有点儿问题。尽管如此，这位来自巴西的美容大师还是用他的市场哲学赢得了成功。花钱变年轻是门操纵人的希望与恐惧的生意，也带来了巨大的商机。

衰老及其应对

不幸的是，我不能阻止某些人用这种激烈的手段来消除衰老的迹象。但是，亲爱的读者们，我可以给您提供一些背景知识，让您更了解身体在衰老过程中发生了什么，为什么化妆品行业和医疗美容行业给您的承诺只能在一定范围内兑现，以及为什么负责任的生活方式能带来更好的效果。

衰老的过程中会发生很多事情，并且衰老会发生在人体的各个部位，它们中有些是能被看到的（比如皮肤上的变化），有的则没那么明显（比如肌肉、骨骼和结缔组织的变化），还有一些是从外面完全看不到的器官的变化。科学家使用酵母、苍蝇、蠕虫、小鼠等来制作衰老模型，观察衰老的各个进程之间是如何精确地相互作用的，然后将此结合到人类身上。这些进程很复杂，但是我想尝试向您介绍人体衰老的 9 个主要迹象。

DNA 损伤

衰老的进程从我们一出生就开始了。我们的细胞遗传物质，也就是 DNA 中一直都在积累损伤。还记得生物课上学到的东西吗？DNA 被包裹在每个体细胞的细胞核中，细胞核是我们生命的控制中心，我们的基因在这里排列。DNA 中包含的遗传信息由一种"读卡器"来读取，然后用它各种各样的"代码"来控制蛋白质及负责蛋白质生产的信使物质的合成。

但是，DNA 的编码序列会受到干扰和破坏。日光、烟草、放射性物质、颗粒污染物、化学物质、药物、病毒等外部因素和有缺陷的基因修复以及在新陈代谢中不断产生的刺激性氧和氮的化合物（自由基）等内部因素都会对细胞中的基因组产生影响。此外，压力、疾病、微量营养素缺乏也会对其造成影响，还有身体的正常损耗——就像车辆一样。在这些因素的影响下，基因可能黏附、扭曲、错误组装或发生化学变化。不幸的是，身体并不能修复所有受损的东西。随着时间的流逝，细胞会丧失功能不再复制，或者疯狂复制变成肿瘤，最终表现为衰老、疾病甚至癌症。

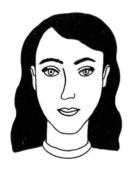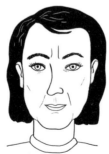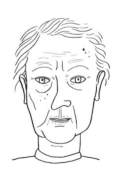

戴好保护帽

我们的 DNA 被缠绕成漂亮的"X"形（男人还有个"Y"形的），完整的染色体共有 46 条 23 对。染色体的末端有个保护帽，即所谓的"端粒"。细胞每次分裂时，它们都会被使用且磨损，直到细胞不能再分裂为止。从那时起，端粒就开始了自己作为"不育老人"的生活，逐渐走向生命的终点，这也会致使细胞死亡。从统计数据来看，端粒比较短的人寿命也较短。因此，端粒也被称为"衰老的保险丝"。

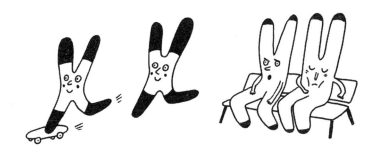

不幸的是，我们无法改变端粒的长度，这是命中注定的。但是，健康的生活方式似乎能让有一定长度的端粒保持更长的时间。如果端粒很长，那么意味着我们的生物年龄比实际年龄要小。

基因变化

我们出生时都带有一套特定的基因。如前所述，它们中包含的遗传信息被一些小型的生物工具所读取，然后转化为多种蛋白质结构。但是，虽然就在那儿，有些基因的信息却无法通过我们细胞自身的"读卡器"读取出来，它们就像食谱中被粘在一起的两页：其中虽然有砂锅通心粉的食谱，但是没法看到，所以也没法照着做。这种"粘在一起"的情况就是所谓的"表观遗传变化"。它可能导致负责修复、发育、免疫防御和细胞通信的蛋白质的生产受到影响，其结果就是加速衰老。

表观遗传变化甚至是可以遗传的。因此，父母应该对自己的后代负责，包括男性在内。如果精子提供者早年生活方式健康，那么精子质量也会很好。良好的饮食习惯，健康的肠道菌群，拒绝吸烟，以及减少增塑剂、农药和毒品的摄入，能够帮助我们做到这一点。因此，基因不仅仅是命中注定的，人们可以调节不太好的基因，也可能会伤害好的基因。好消息是，我们的体内拥有可以对表观遗传产生积极影响的物质，即"沉默调节酶家族"。它们具有促进健康和延长寿命的作用，可以打开好的基因，关掉不好的基因。这种"抗衰酶"目前还在研究中，但是，科学家已经知道它们可以被白藜芦醇激活。白藜芦醇是一种次生代谢产物，存在于葡萄皮和葡萄酒中。这种物质可以让葡萄免受细菌、真菌和病毒的感染，并能避免被农药和紫外线伤害。白藜芦醇的作用对人类同样有效。白藜芦醇也存在于覆盆子、李子和花生中。遗憾的是，根据已有的研究，这种能让人回春的物质只能在与植物的其他部分结合时才能发挥作用，如果被提取出来并装进胶囊作为膳食补充剂来口服的话，效果是微乎其微的。但是，实验的结果还存有希望，因为研究人员已经成功地制成了不含酒精的红酒，这种酒可以轻松地被人体吸收，其中的白藜芦醇可通过口腔黏膜进入血液循环而不被肠胃中的消化液所破坏而失去作用。

此外，还有个令人安慰的事情：人类和动物身上都存在沉默信息调节因子驱动程序。我们可以通过间歇性断食来激活这个程序，也就是每两三天中有一天什么都不吃，或者每天断食 16 小时，只在剩下的 8 小时中吃东西。研究表明，得益于这种毫无乐趣但非常有效的措施，啮齿动物的预期寿命延长了 40%。人类的身体在石器时代时就经历了饥饿，石器时代的人需要用饥饿作为自己的更新动力。就像寒冷可以让我们颤抖但也可以让我们变得苗条一样，虽然挨饿一点也不让人开心，但它会让人变得年轻。

被破坏的蛋白质平衡

蛋白质控制着人体细胞功能的主要部分。氨基酸如同珍珠一样被串在一起，构成了蛋白质。为了让它们能够完成艰巨的任务，蛋白质项链必须如同精美的锦缎餐巾一样被精心折叠起来。新产生的"婴儿"蛋白质会得到分子伴侣的支持，"伴侣"这个词在英语中的原义是指帮助我们做出正确行为的人，这种引申义很有趣。分子伴侣是一种伴侣蛋白，像甜甜圈一样包裹在氨基酸链上，可以帮助蛋白质进行折叠。如果分子伴侣不能正常工作，就会导致阿尔茨海默病、帕金森病等疾病，还会导致白内障。如果衰老进程加速，从某一时刻起，分子伴侣会进入退休状态，不再帮助我们折叠蛋白质。

但是，即使折叠得很精美的东西也不是一直都整整齐齐的。当受到压力时，蛋白质会如同乱七八糟的儿童房中的玩具一样在细胞中乱序分布。如果分子伴侣及其蛋白质清洁助手蛋白酶不再起作用，打开的蛋白质将继续无望地缠结在一起，细胞便开始自然老化。

目前，化妆品行业正在宣传某种抗衰老口服液，声称其中所含的胶原蛋白是皮肤的蛋白质补充剂。但是，这真的有效吗？

蛋白质在小肠中被分解成氨基酸和短肽，它们通过肠黏膜被吸收到血液循环中。直到现在，我们的身体都会自己决定把这些蛋白质成分输送到哪里。无论是您还是化妆品行业的从业者，都不能要求这些蛋白质去用作提拉、除皱或紧致下眼睑。但是，它们显然是有一定作用的。根据一些研究，如果服用几克含有胶原蛋白的口服液，皮肤的密度、弹性和湿度确实提高了。同时，这还对其他一些有需求的组织（如头发、指甲、骨头、关节等）有一些好处。

比购买营养补充剂和化妆品划算的方法是均衡膳食。饮食可以为我们提供与昂贵的营养补充剂相同的氨基酸，只不过浓度或高或低。良好的蛋白质来源有鸡蛋、凝乳、奶酪、肉、鱼、虾、大豆、豆腐、坚果、杏仁、核桃仁、藜麦、燕麦、扁豆等。还有一个秘方——奶奶煮了好几个小时的骨汤（不适合素食者），其中包含的明胶是胶原蛋白物美价廉的来源。

在体育健身和疾病治疗（如脱发、失眠、抑郁、恶病质等的治疗）中，需要用氨基酸混合物作为膳食补充剂。至于您的体内是否缺少氨基酸，是否需要额外补充，可以通过相应的血液检查来确定。不过，一码归一码：不幸的是，无论怎样补充氨基酸，分子伴侣的退休都是无法阻止的。

走私营养物质：海关人手不够了！

细胞总是处于饥饿状态，总喜欢把营养物质往里面塞。我们的身体有这样一种"进食海关"，它专门负责监督细胞在吞食食物时不要被撑到了。"海关官员"的工作并不轻松。它们可能会不堪重负或者被其他事情分心，这样一来，虽然身体并不想要，但大量食物还是不受控制地非法进口了，超重、糖尿病、炎症和衰老因此增加。现代工业食品扰乱了"海关当局"的注意力，因为它们没有为如此强烈的冲击做好相应的准备。毕竟在石器时代，没有糖，没有面粉，没有面包，没有糕点，更没有速食食品。这些食物能够释放大量糖分，迫使我们身体的信使物质胰岛素和胰岛素样生长因子超负荷工作，这会使细胞过度生长并导致各种现代病和炎症。

过量的牛奶也会因其中所含的可操纵我们基因的小分子核糖核酸而影响各种氨基酸（尤其是亮氨酸、异亮氨酸和缬氨酸）的代谢。除了母乳，能量饮料出现在人类菜单上的时间比谷物还要短，大约才 7000 年，而且直到有冰箱时才大量出现。与此同时，经典的文明时代的疾病也出现了，其中就包括痤疮。我们的组织被果糖、乳糖和葡萄糖给糖化了，因此产生了晚期糖基化终末产物，这是非酶促糖基化反应中产生的一类物质，让食物变成棕色和香脆的就是这种反应。氨基酸和糖被转化成新的化合物，与我们体内宝贵的蛋白质如同口香糖一样黏在一起。给我们的肌肉带来弹性的结缔组织和负责新陈代谢的酶也变得"黏黏糊糊"。晚期糖基化终末产物会增加患糖尿病和伤口愈合缓慢的风险。它使我们的神经系统退化，影响我们的器官功能，还常导致慢性炎症。晚期糖基化终末产物不只有我们的身体能产生，在吃薯片和吃烧烤时，我们就在直接摄入这种东西。抽烟的人相当于直接打开了晚期糖基化终末产物的衰老涡轮发动机。

线粒体功能障碍

在我们的细胞中有一种类似小型发电厂的东西在运转，那就是线粒体。线粒体大约在 10 亿年前起源于细菌，那时细菌正在寻找可以为它们提供舒适住所的房东。它们在原始的单细胞生物中安家，并在当时就已经用自己的能力使我们的微型祖先感到满意了。

线粒体有自己的 DNA。线粒体中的 DNA 要比细胞核中的 DNA 脆弱得多，它更容易受到毒物、农药、压力和药物的影响。作为细菌的直系后代，它们对抗生素格外敏感。除此之外，线粒体 DNA 也会出现自发性损伤，而且这种损伤有时是无法修复的。

对于人类来说，线粒体 DNA 是由母亲遗传给后代的。因此，作为男性，相比胸部、头发和牙齿，您更应该关注自己孩子未来母亲线粒体的质量。当然，这并不像观察外表那么容易。

线粒体和我们的衰老密切相关。当线粒体的 DNA 被磨损到一半时，就会发生组织老化。可以感受到的线粒体损伤迹象包括负荷能力下降、更容易被感染、慢性疲劳、关节疾病和体重明显增加。此外，心脑血管疾病、帕金森病、阿尔茨海默病、糖尿病和其他慢性疾病中也有很多是因为线粒体功能障碍引起的。容易被医生看成心理问题的慢性疲劳综合征、倦怠、对化学物质的敏感性增加、肠易激综合征和纤维肌痛等，虽然可能受到了心理因素的影响，但也可能是线粒体功能异常引起的。

当线粒体功能变弱时，它们产生的动力物质 ATP（三磷酸腺苷）便不再够用。线粒体壁会变得脆弱，与周围的其他细胞器的联络停止。受损的线粒体在细胞中变成了沮丧的隐士，挫败感让它们变得具有攻击性。它们会产生自由基，自由基在运动时会越来越多，当自由基达到一定量时，便会促发细胞的自我修复机制，从而有助于机体的年轻化。但当细胞中的自由基过多时，多余的部分将无法被合理利用，结果导致系统失衡，线粒体受损。

那该怎么办呢？如同衰老一样，虽然我们无法阻止线粒体磨损，但可以通过改善生活方式来减缓它们磨损的速度。健康饮食对于线粒体的保养来说是极为重要的，另外，要尽可能不接触农药、硝酸盐、重金属，特别要少吃氢化脂肪（这种物质在快餐中比较多）。

还要注意别吸入从打印机或复印机中出来的细小颗粒。当然，吸烟、酗酒、吸毒都是有害的，文身也是。还要避免慢性压力以及身体超负荷状态。长期口服药物也是不利的，虽然这常常无法避免。如果想善待自己的线粒体，我推荐中等强度的肌肉和耐力训练，时不时地进行一次禁食，注意补充微量营养素，尤其是鱼油和藻油中富含的 ω-3 脂肪酸，还要注意平衡肠道菌群。

细胞老化

这可不是什么好词。随着年龄的增长，老化的细胞数量会不断增加。老化的细胞通常脾气暴躁、精神不振，敏感时会变得有攻击性。如前所述，它们会分泌炎症制造者和蛋白质破坏者，还会"感染"周边的年轻细胞，让它们也加速老化。

但是，有一些老化的细胞对于身体来说并不是什么坏事。其原因可不是因为我们需要尊重长者，而是它们可以直接对抗癌症的产生。老化的细胞不愿意沉迷于过去那令人精疲力竭的细胞增殖过程，因此对癌症压根就没兴趣。但是，保持平衡始终是一种智慧，这里可以以人口增长作为例子：如果老年人的比例不断增加而人口出生率不断下降，那么社会必然会进入老龄化阶段。人口老龄化容易带来很多问题，不过，在保持平衡时，智慧的长者也是社会的财富。

干细胞衰竭

　　幸运的是，我们的身体本质上还是一个和谐运转的社区，尽管会给予老化的细胞充分的赞赏，但也会保持细胞的更新。干细胞是尚未分化的人体细胞池，从中可以发展出所有可能出现的体细胞类型和组织，即皮肤细胞、软骨细胞、器官、神经组织等。这个秘密我可不轻易告诉别人，那就是干细胞本身也不是永葆青春的。现代文明带来的热量会过度刺激并耗尽我们的干细胞，我们的血液、骨头、肌肉、皮肤和消化系统受到的影响最大。说到消化，石器时代的饮食模式可以让干细胞存活的时间更长。如果不是死于细菌感染或外伤，生活在原始时代的人比现代人要长寿。如今，化妆品行业研发出了含有苹果干细胞的面霜，并大肆宣传。遗憾的是，这种神奇的面霜并不能延长人类干细胞的寿命，甚至连苹果一样的脸颊也形成不了。

改变的细胞沟通

　　"我们必须要沟通"，这是现实生活中一句非常重要的箴言。如果与周围的人沟通不畅，我们很快就会陷入迷茫。我们的身体也是一样。细胞通过激素、神经和信使物质相互沟通。但这种沟通容易被炎性物质干扰，就像无线电信号会受到干扰频率干扰一样。慢性炎症是机体老化的加速器。炎症反应作为机体防御措施的一部分是有必要的，可以让我们有效抵御细菌和病毒感染以及外界伤害。急性炎症在局部会有红、肿、热、痛的表现，有的可以导致发热。但没有症状的炎症是非常危险的，受影响的人会感到虚弱、精力不足或情绪波动。炎症可以通过血液检查测出来。例如，如果腹腔脏器中堆积了过量的脂肪，那么血液中的相应指标就会升高。其他的炎症导火索有过敏、自身免疫性疾病、慢性感染和肠黏膜屏障受损。如果因为缺乏形成黏液以密封黏膜的细菌菌株，肠黏膜的通透性就会增高（全科医生称之为"肠漏"），毒素或未消化的食物便会与免疫系统接触，让机体防御系统过载，导致炎症反应。这会使我们身体各个层面的细胞出现"沟通不畅"，甚至产生"误解"，从而损害细胞膜、基因组和新陈代谢，让我们老得很快。

希望您现在已经对机体衰老过程中最重要的几个部分有了一定的了解。无论是抗衰老、延缓衰老、健康衰老还是开心衰老，只有在我们及早并长期积极影响所有这九大因素及其无数次级因素时才是有用的。最好的秘诀当然就藏在我们的生活方式中。

在本章的最后，我想跟您分享几组数字：生活方式健康的人比普通人寿命长 17 年；基因对预期寿命的影响仅占全部影响因素的 25%；每天一包烟将使寿命缩短 7 ~ 9 年；高血压会使人减寿 5 年；胰岛素水平过高会使人减寿 4 年；每超重 1 千克，意味着至少减少 2 个月的寿命；体重过轻使寿命缩短 2 ~ 3.5 年；大量饮酒会使男性减寿 3 年；食用红肉过多会让女性和男性分别减寿 2.4 年和 1.4 年。

第 16 章　更年期：男性也应该
　　　　　一起看看

有人认为更年期是一种灾难。从某个时刻开始，男性和女性的身体指标数值升高，尤其是血糖、血压、肝酶和激素水平。生命的这一阶段始于更年期。对于女性来说，这一时期会迎来停经和失去生育能力。对于男性来说，这一阶段被称为"老年男性雄激素部分缺乏"。对，男人也有更年期，这个我们稍后再说。

我们医生会将更年期这一阶段称为"klimakterikos"。这个词来源于希腊语"klino"。这可不是无缘无故地引申，"klino"可译为"倾斜"，而"Klimakterium"原义为"倾斜点"，可以理解为梯子或台阶的一级，提示要进入生命中的另一段路程。很多女性确实都在此时感觉自己在走下坡路。生育能力的丧失让人心情低落，一个生命阶段就这样不可逆转地结束了。此外，这一阶段还经常伴随着"空巢综合征"的到来。孩子们长大了，离开了家，有些人可能觉得这是一种解脱，而对另一些人来说，则是失去了原本生活的目标。这取决于这个人对父母角色有多专注，是独自留下感到被抛弃还是渐进式的离别（子女还在家，只不过家庭和伴侣关系要重新平衡）。有些夫妇在这个节骨眼上就失败了，这符合更年期的"更"字。就像选举一样，情绪的变化最终会导致领导层的更替，而这个更替，首要目标是越年轻越好。从前，老牛吃嫩草是男性专属，而现在有越来越多的女性也这样做。海蒂·克鲁姆 ① 就是这样践行的。"成熟女性在等您！"已经不只是特别热线电话或母亲节的专属口号了。

更年期没男人的事？

更年期是一个女性不愿意提及的生命阶段（其实男性也一样）。人们通常会把更年期与各种负面的身体变化和恐惧联系在一起。德语中的更年期（Menopause）是由"Meno"和"Pause"两部分组成的，听起来好像是从"Meno"这个院子中被叫回去上课的铃声一样。不过，这里的"Pause"并不是暂停的意思，而是引自希腊语"pausis"，意为完全结束。而这种结束要持续数年。女性从进入更年期开始，月经就变得不规律，时多时少，经期变短，然后在某一天彻底消失。从 45 岁左右开始，女性体内的黄体酮产量会下降。残酷的雌激素水平下降会在 60 岁左右结束，有 1/3 的女性对此反应强烈，感到非常不舒服。雌激素水平的变化会导致睡眠障碍、注意力不集中、心情沮丧甚至恐慌。有些女性会心情低落，并出现指关节炎、身体疼痛，以及心跳加快、血压升高或眩晕等心血管症状。此外，有些女性会出现潮热和大量出汗，这会让人感到格外紧张和尴尬，因为这种情况通常发生在人们不想让其发生的时候。同时，皮肤也会变得干燥和松弛。组织中的液体也会变少，比如皮脂会变少。这还不够，头发也会

① 德国模特，知名演员。

变得稀疏，而下巴上的毛却会增多；阴道会变得干燥、瘙痒，在性生活过程中感到疼痛。

说到性，一个孙女曾在不久前问她充满活力的奶奶："您这个年龄段的女性还会有性生活吗？"答案是：当然！更年期也有积极的一面：当女性处于更年期时，就没必要采取避孕措施了。有的人觉得这非常棒，因为终于可以真正享受自由的性生活了。更重要的是，成熟女性对性的渴望要比年轻女性更强烈。这也许是因为她们更了解自己喜欢什么，并能坦率地说出来。

干燥的阴道、瘙痒和性爱过程中的疼痛

但是，更年期在性方面也有不利的一面：随着雌激素水平的变化，许多女性会出现性欲下降。更年期期间，我们平时看不太到的身体部位也会发生一些我们不愿意谈及的变化：阴道会变干变薄，不再是水嫩嫩呈玫瑰色的，而是变得很苍白。因为血管脆性增加，妇科医生有时甚至会在更年期病人的阴道内发现小的出血点。雌激素水平的陡然下降是导致女性在某些部位比男性衰老得更快的罪魁祸首，这一现象最早可以追溯到《圣经》时期的记录。现在您应该了解了，更年期的女性因为阴道湿润程度下降，阴道壁薄且脆弱，性交时会有疼痛感。

负责让阴道变得湿润的腺体位于阴道的入口处，如前庭大腺和斯基恩氏腺。这些润滑小帮手为性生活提供了生理性的润滑剂。但是，随着年龄的增长，此处的血液循环会变差，从阴道内部的毛细血管中挤出液体的时间因而变长。所以，绅士们需要一点儿耐心和技巧。

　　如果不信任自己身体分泌的黏液，或者在足够的刺激之后，在性交过程中仍然感到疼痛，则可以寻求一些外力的帮助。这也适用于因为服用了避孕药而导致阴道干燥的年轻女性。如有必要，市面上可以买到的保湿剂、润滑剂、椰子油或橄榄油等都可以用于润滑。此外，如果充满爱意，唾液也是非常不错的选择。润滑剂能避免性爱过程中摩擦带来的疼痛，并能消除恐惧。这也可以为性爱游戏带来原始的感受。在伴侣的私密处闻到椰子的气味，会让人感到就像在棕榈树下跳舞。

　　水性润滑剂可以与避孕套一起使用，而且很容易清洗。但是，这种润滑剂的润滑时间相对较短。如果使用油性润滑剂，则要注意：虽然它们大部分不含防腐剂且有很好的可耐受性，但婴儿油、按摩油和凡士林会让乳胶避孕套破损。含硅的润滑剂虽然可与避孕套同时使用，但是不能和用热塑橡胶制成的高科技性爱玩具一起用，因为硅会腐蚀其表面，这种情况下应该使用水性润滑剂。如果您不喜欢使用性爱玩具，更喜欢经典一点的方式，当然可以使用含硅的凝胶：其中含有油性成分，因此，小剂量使用就会比纯水性的润滑剂润滑的时间要长。不过，相比于水性润滑剂，这种东西会在床单上留下大片污迹。

　　有些女性用阴道保湿剂来保养阴道，这种东西也可以在性爱时使用。这种凝胶状的保湿剂含有透明质酸和乳酸，可以帮助维持阴道中的酸性环境，尽快中和碱性的精液。如果阴道菌群情况不稳定，采用阴道保湿剂是一个很好的改善方式。

　　如果用了上述所有方法，性交时还是疼痛难忍，那就要使用激素替代疗法了。第一步，可以在阴道局部使用雌激素软膏或栓剂。大部分情况下，阴道干燥的情况会有所好转。不过，这不能把性欲也带回来。如果没有性欲是激素缺乏导致的，那只有让激素进入血液循环才会有效果，这就是第二步了。如果"现场"应用还不够，可以把激素软膏涂在皮肤上，并且口服药物。不过，这种方法药物会作用于全身，而非仅限于阴道。关于这个问题，医学界一直存在争议。

更年期期间，除了阴道干燥外，还有其他原因可以导致性交痛，有时疼痛是如此剧烈，以至于性交都无法完成。有时，性交痛可能是一种名为外阴硬化性苔藓的自身免疫性疾病导致的，其名字的意思是"干燥、坚硬的地衣"，听起来就很疼，是不是？需要说明的是，男性也可能患这种病。

这种病的症状是私密部位的结缔组织硬化及瘢痕形成，病变处平坦或略微凸起，白色或象牙白色，边缘红色，呈羊皮纸质地。除了性交痛和瘙痒，外阴硬化性苔藓还会导致阴道黏膜出血。此外，还可能出现外阴挛缩、狭窄，且阴蒂几乎完全被包在里面，严重者可能因为尿道口的瘢痕而造成排尿困难。外阴硬化性苔藓病人，无论是男性还是女性，都可能出现或轻或重的症状。男性可能会在龟头和包皮上出现平坦或点状的羊皮纸状瓷白色的粗糙瘢痕区域，表面又薄又亮，有时会有出血、瘙痒、紧绷感、疼痛，还会伴随着细菌或真菌感染。包皮会越来越硬，且可因缩窄而影响尿道口。这种疾病的险恶之处在于，被严重改变的皮肤和黏膜有 3%～6% 的概率会发展成癌症。因此，存在这种情况的病人应该进行定期检查。目前认为，外阴硬化性苔藓的可能病因有遗传因素、自身免疫性因素及激素分泌失衡等。标准治疗方案是应用免疫抑制剂或含激素的药膏。给女性开的经常是含雌激素和孕激素的药膏，给男性开的则是含睾酮的制剂。这种药膏在黏膜处局部使用，也可以辅以坐浴治疗。不过，这些治疗不是对所有人都有效。

如同其他皮肤病一样，人们常用人造阳光来治疗硬化性苔藓，即医用紫外线治疗。长波紫外线可以透入皮肤和黏膜深层，并像可的松软膏一样有抗炎作用。冷冻疗法的效果也不错，即用零下196摄氏度的液氮将皮损极速冷却，这可以让病变组织坏死脱落。

我建议患有外阴硬化性苔藓或者仅仅是阴道瘙痒、干燥的女性考虑采用分段二氧化碳激光进行治疗。在局部麻醉下，整个激光治疗过程只需要几分钟。治疗后，通过加速黏膜的新陈代谢和血液流通，萎缩的组织可得到新生，并再次变得鲜嫩。仅仅需要

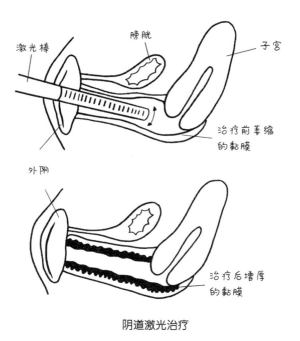

阴道激光治疗

几次治疗就能看到明显的效果，病人会感受到组织上的变化，不适感消失。治疗后休息几天，性生活将再次变得让人愉悦。此法也可用于治疗女性轻度尿失禁。

激素替代疗法和整体治疗

如同宗教派别一样，在医学界，激素替代疗法的支持者和批评者分立两大阵营。当然，支持者和批评者的观点都有科学研究的支撑，不过都存在解读的空间，这让以下问题变得难以回答，甚至没有答案：给女性注射或服用激素，让她们在 50 岁之后也能拥有年轻时那样多的激素量，这对她们的身体到底是好还是坏？什么时候用，应该用多久？激素是可以作为改善生活方式的替代药品和抗衰老药使用，还是仅用以应对改善更年期症状，如失眠、盗汗、注意力不集中、抑郁和腹部脂肪增多？

研究表明，及时（大约 50 岁）进行激素替代治疗可以有效预防骨质疏松症（只有在口服时才有效）、伴血管钙化和痴呆的心血管问题。不过，使用激素是有副作用的。如果不是在更年期刚开始的时候马上使用，而是过了几年再用，会增加心脏病和卒中的发病风险。为了降低这一风险，应首选将雌激素涂抹在皮肤上这样的给药方式，而非口服，因为这样可以绕开从嘴到胃肠道再到肝脏的路径，减少凝血因子的产生。另外，激素替代治疗可能会唤醒休眠的乳腺癌，使其暴发。从长期来看，患罕见卵巢癌的风险也会增加。还有就是，激素替代治疗可能导致偏头痛、面部突然出现褐色斑点，自身免疫性疾病也可能因此恶化（但有的可能得到好转）。

给激素使用者的重要提示：

◆ 在没有黄体酮（一种孕激素）的情况下，绝对不能单独使用雌激素，否则子宫内膜癌的发生风险会增加。

◆ 只有摘除子宫的女性才可以不用孕激素。

◆ 为了除皱而涂抹的含有雌激素的乳膏会通过皮肤渗透进体内，在整个身体中起作用。

◆ 外用黄体酮无法稳定起效，因为皮肤对药物的吸收会有波动，因此口服更靠谱。

顺便提一下，以血脂中的胆固醇为原料合成的性激素的作用是无法精确计算的，其原因是转化激素的酶的活性因人而异。从基因水平上来说，每个人的激素酶活性和激素受体敏感度都不一样。从激素运输方式来说，不同剂量的激素通过血液传输时，可自由传输，也可在载体蛋白的帮助下进入血液。从激素的分解速度来说，也是需要根据个体情况进行评估的。激素的使用，对医

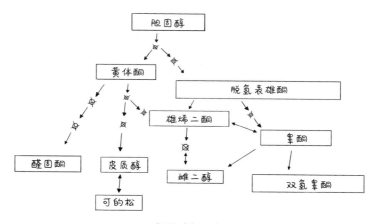

胆固醇与激素

生和药剂师来说，我们的身体是个黑匣子，没人能在激素进入身体前准确评估和预测其效果。

有趣的是，超过 2/3 的女性在更年期只感到轻微不适或完全没有不适，而所有人的激素可是都骤降了。

研究表明，生活方式对此有着重要影响。习惯于西方饮食的女性在更年期会更加痛苦，拥有健康生活方式（定期运动、坚持自然的饮食方式、努力保持心情愉悦，等等）的女性在更年期受的罪会少一点。亚洲女性在更年期要比欧洲和美国女性好过一些，这可能是因为亚洲女性通过食物摄入了更多的植物雌激素。植物雌激素是类似于雌激素的物质，除了大豆，还存在于亚麻籽、芝麻、南瓜子、麸皮、其他豆类和很多蔬菜水果中。在治疗更年期症状时，应该注意这样的小窍门。

自然界中还存在几种能帮助陷入更年期困境的女性的物质：黑升麻提取物目前被认为格外适合用于减轻更年期症状，特别是那些因为患有乳腺癌或子宫癌而不能服用激素类药物的女性；红三叶草、大豆、贞节树、啤酒花、山药、金丝桃制成的制剂，以及植物花粉、白藜芦醇，也都可以在市面上买到。对于更年期症状的治疗通常采用的是自然疗法，但可惜的是，目前对自然疗法的研究还比较少。虽然使用天然制剂产生副作用的可能性比较小，但"是药三分毒"，因此，请务必先咨询医生再服用。

对于盗汗的病人，使用天然制剂的效果可能不太好，可以使用一种不含激素的药物"Vagantin"来改善症状。这种药物效果很好，其活性成分溴甲胺太林会在数小时内有效抑制汗腺的活跃。

如果您属于那 1/3 症状严重的，摄入额外的激素可能有一定的效果。具有整体观的妇科医生会给病人开植物激素而非人工合成激素，即从山药和大豆中提取的激素，这种激素通常具有较高的可耐受性和较低的应用风险。不过，有些医生也对此持批判态度。

　　如果您决定采用激素疗法，那一定要仔细考虑，认真权衡利弊。医生通常会在治疗前彻底检查您的子宫和乳腺情况，并要求您在治疗过程中定期复查。对于激素，建议尽可能低剂量并在短期内使用，长达 5 ~ 8 年的激素治疗是不推荐的。

第 17 章 雄激素下降之殇：
谁害怕老男人

虽然有的男性不愿意承认，但岁月的车轮还是会无情地碾压他们，让他们的性激素水平下降——虽然症状没有更年期女性那么明显。秃顶、阳痿、啤酒肚，这些男子气概减弱的征兆对于有些人来说是沉重的打击。对于女性来说，对男性性能力的肯定和道义上的支持在两性关系中格外重要，特别是在男性性征逐渐消退的时候。相比之下，男性更喜欢保持沉默，他们不喜欢讨论这个敏感的话题。因此，这个时期最好听起来时髦一点，取一个比"睾酮缺乏症"更酷一点的名字。美国人就发明了一个——"low T"，这当然比"老头子"好听。

近年来，激素导致的男性中年危机就被冠以这样的学术称谓——"老年男性雄激素部分缺乏"。和这个名字所表述的一样，这种问题的具体表现就是雄性激素缺乏，其中最重要的当属睾酮。

如果睾酮水平急速下降，病人会出现疲劳、乏力等症状，也可能出现勃起功能障碍和性欲减退。有时，这也反映在行为上，比如有的男性会突然买一辆大马力的摩托车，其实这是想与女性调情，好像是要在达到主观感知的"有效期"前最后进行一次自我认同；有的男性会在社交网站上闲逛，或者更复古一点，在现实生活中勾三搭四。有的男性认为这个阶段自己很有魅力，也就是所谓的"熟男"，他们觉得自己有着成熟绅士的外貌，所以仍在坚持寻找愿意上钩的猎物。可能豪车才是他们真正的魅力所在！有的伙计至少借此摆脱了中年危机，暂时松了口气……

睾酮不够了

随着激素水平的下降，男性患骨质疏松的风险也会增加。一方面，睾酮产生速度缓慢会导致骨骼和肌肉分解。另一方面，长得瘦的男性的雌二醇水平下降格外严重。雌二醇在外周组织中由睾酮转化而来，二者对骨骼健康均有重要影响。这种双重缺陷会导致骨折风险增加。

身体中部会紧接着中招：六块腹肌的时代过去了，现在是"一块腹肌"，逐渐隆起的腹部把皮带撑得紧紧的，严重影响感官形象。虽然大腹便便让人看起来比较亲切，但这也代表着性能力和活力的下降。如果所有的男性都能像我的前同事那样坦然面对自己发福的肚子就好了——他总是调侃自己的肚子全都是肌肉和精索！

女性激素水平下降的速度非常快，而男性则不然：每年仅下降 1%，但这个过程可能会从 35 岁开始。生活方式对雄性激素的下降影响巨大，酗酒、吸烟、缺乏运动、超重、偏食、压力都会加速激素水平的下降。健美的体育老师在 65 岁时仍能拥有 20 多岁人的睾酮水平，而天天倚在沙发上的懒蛋在 35 ~ 40 岁时睾酮水平可能比某些 80 岁的人还要低。先生们，请记住：您的睾酮水平取决于您自己！

超重的人还会面临另一个问题：脂肪组织中的芳香化酶可以利用睾酮生产雌激素，这会让男性变得女性化，拥有浓密的头发，并且出现让一些女人都羡慕的"丰满的乳房"。如果一个男胖子赤裸裸地站在镜子前，他可能不禁会想：本来（和女性的）区别就不大，现在越来越小了。比别人死得早就算了，难道还要带着变小的阴茎吗？（不过，关于后者，目前的科学证据仍然不足。乐观主义者认为这是一种视觉上的错觉，因为脂肪满满的肚子会让其他突出的部分显得短。）

可以肯定的是，上了岁数之后，不只睾酮的产生速度会变慢，雌激素会变多，血液中的游离睾酮还会与性激素结合球蛋白更紧密地结合在一起，因此，所谓的男子气概自然远比年轻时差。此外，随着年龄的增长，肾上腺分泌的脱氢表雄酮会减少，尤其是压力大的时候。脱氢表雄酮能够帮助遏制另一种由肾上腺产生的经典应激激素——皮质醇。这么看，当日常生活压力变得越来越小时，脱氢表雄酮的减少是理所应当的。

补充雄激素

人们不会把更年期躯体上的变化视为自然的过程，而是倾向于将其视为应该进行治疗的疾病，这是个巨大的、对于"病人"来说又危机四伏的生意。一些男性会往皮肤上涂睾酮啫喱，以对抗激素水平的下降。一项研究表明，790 名年龄在 65 岁以上的男性在擦了这种啫喱后，睾酮水平提升到了与年轻男性一样的值。受试者反映，他们的性功能重新活跃起来，可惜这种变化只会持续一段时间，而且他们的精力、心理健康和运动能力并没有得到改善。需要注意的是：外用睾酮啫喱能引起血睾酮水平升高，因而会增加心脏病发作和卒中的发生风险；另外，不能排除前列腺癌发生风险升高的可能，虽然总体来讲风险较低。

关于激素在老年男性中的应用，与女性一样，争议颇多。抗衰老医生会说："用吧！"全科医生则会说："千万别用！"而泌尿科和内分泌科医生可能会说："也许可以用，要看情况。"目前，外涂和肌肉注射是睾酮最常见的两种给药方法。

应用睾酮，最常见的副作用是红细胞增多。这与兴奋剂的作用机制类似，通过增加红细胞的数量，使身体可以输送更多的氧气给器官、组织。但是，红细胞增加会造成血液黏稠，增加卒中和栓塞的风险。因此，应用睾酮期间，应定期检查血常规，必要时调整用药剂量。

生育能力可能因为使用睾酮而降低，有时甚至会让睾丸变小。毕竟，制造睾酮的活被人为地替代了，人体已不需要再配备大型的睾酮生产设备，用进废退，睾丸自然会像不经常使用的肌肉那样萎缩（停药后会恢复）。应用睾酮一段时间后，很多病人可以重振雄风，也有的病人因此而收获了增肌减脂的额外福利。

无论是出于何种目的而进行雄性激素治疗（补充男性激素，睾酮或脱氢表雄酮），都很难绕过皮肤科，因为这种治疗往往带来皮肤方面的副作用。根据用药剂量的不同，病人可能发生脱发、痤疮和油性皮肤等情况。雄性激素不仅会促进肌肉生长，还会对皮脂腺的分泌起到促进作用，导致面部出现脂溢性皮炎以及头皮屑增多和丘疹；虽然头发的寿命变短了，但毛发可能在人们不太想有毛的地方疯长。

我的一位病人患有脱氢表雄酮缺乏症，但他不信任任何药物，而是选择了一种替代疗法。替代医学的医生给他用了传统印度草药，即阿育吠陀草药南非醉茄的根部提取物。这种提取物被宣传为可以对抗倦怠、焕发青春、增强精力、改善睡眠和增强性能力的神药。这种东西也被视为一种安全的家庭用药，据说还可以抗癌、提高免疫力和记忆力，此外还能升高脱氢表雄酮水平。几个月后，这位病人因满面油光、毛孔粗大、皮肤炎症来找我看病。我检查了他的血液激素水平，结果发现，他的脱氢表雄酮（血液中测出的是其衍生物脱氢异雄酮硫酸盐）含量太高了！虽然当初的激素缺乏情况已经没有了，但是皮肤和头发却严重受损。

对于女性，这种提取物可能让她们长胡子（我在诊疗过程中真的遇到过这样的案例）。脱氢表雄酮在美国是超市中就可以买到的保健品。如果考虑进行激素治疗，一定要权衡利弊。负责任的治疗，前提是检测血液中多种激素的水平，并基于此评估个人的用药风险和获益，只有这样，才能尽可能地根据个体情况制订合理的治疗方案。如果您不想冒险接受激素治疗，该怎么办呢？有规律的性生活、减肥、少喝酒、多运动，健康的生活方式是所有年龄段的人调节睾酮水平的绝佳选择。光疗这种被证实可有效治疗冬季抑郁的方法也值得一试。研究表明，每天早上接受 10000 勒克斯的白光照射 30 分钟，持续超过 2 周，可抑制褪黑素在松果体中的释放，并能提高睾酮水平。

热爱自然疗法的人可能会说：玛卡提取物可以提高睾酮水平，改善精力，还能提高性高潮能力。人参、银杏、特纳草、姜、薰衣草、燕麦和蜂王浆等许多草药是大自然派的助手。如果能够成功减轻日常压力，则可以让脱氢表雄酮自己增加。

第 18 章　激素和抑郁症：是身体禁忌还是心理问题

就像对待偏头痛一样，旁观的人并不觉得抑郁症是什么大问题。据统计，有 16% ~ 20% 的人会在其一生中经历抑郁。德国联邦卫生部称全球有 3.5 亿人患有该病，且患病人数呈上升趋势，抑郁症已成为一种全球常见病。这就引出了一个问题，即这是否是一种现代病。因为卫生条件太好，免疫系统变得无所事事，因此，花粉、食物和灰尘就能让人体产生过敏反应。在心理层面，是否也会发生类似的事情呢？是不是"缺乏近忧"、压力太大、需求太高、节奏过快导致了抑郁症这种"心理过敏"？

如果您没有患病，很难对抑郁症感同身受，但是也没有人想得上这种病。抑郁症是一种严重的精神疾病，但常常得不到足够的重视。对于非抑郁症病人，抑郁症并不能引发他们的同情，特别是抑郁症病人的伴侣可能还会生气、与病人冷战，就连医生也不愿与这样的病人打交道。病人失去了微笑，面部不再像人们希望的那样做出反应，失去了共情感。即使别人已经十分努力，但病人的面部表情仍然很淡漠，有时甚至带有谴责或反感情绪。毫无疑问，这会让对方感到不舒服。抑郁症有一定的隐蔽性，有时候病人会有明显的攻击性，甚至会起自杀的念头。一个病人曾在自己医生家的院子里上吊自杀，似乎是对医生的"无能"和缺乏同理心的终极谴责。

抑郁症的典型表现有情绪低落、思维困难、注意力不集中、兴趣丧失、愉悦感缺乏、行动迟缓、精力下降和睡眠障碍，一些不典型症状包括恐惧和身体不适（如头晕和胸闷，甚至会出现牙疼以及循环系统或消化系统问题）。对于抑郁症病人，医生不一定能找出其心理原因。如果医生怀疑病人存在抑郁倾向，可能会在诊断证明中使用"加密"的医学术语，这样就不会让病人感到不舒服，同时又能提醒同事：注意，这可能和精神障碍有关！这个用于加密的术语是"功能性"。如果您在医生的诊断证明中读到"功能性胃肠疾病""功能性背痛"或"功能性头痛"等信息，这表示您可能存在心理问题。

因精神压力带来身体不适是非常正常的，但千万不能对此掉以轻心。那种轻飘飘的安慰和带着善意的建议，如"看，你过得多好，房子好、老婆好、工作也好——多好啊！"，对于抑郁症病人毫无意义。我们中的绝大部分人可能都会经历困难时期，但当问题得到解决时就可以从中解脱出来。但是，患了抑郁症的人会因此陷入深渊，没有医学帮助就无法摆脱困境。

抑郁症的发生通常与童年时期的经历或家庭与社交方面的困难在心理上留下的烙印相关。抑郁症有一定的遗传倾向，可能通过父母传给子女。此外，医学人员还找到了许多其他的可能因素，例如持续的昼夜节律紊乱、冬季日照时间短、社会和职业压力，甚至施加在怀孕的母亲身上的压力都可能为尚未出生的婴儿埋下患抑郁症的隐患。在此，我要特别指出：缺乏运动、和抑郁相关的菌群过度增殖导致的肠道菌群失衡、缺乏维生素 D 或血液中缺乏某些用于合成"幸福激素"5- 羟色胺的氨基酸，都可能导致抑郁症。

　　另一个非常重要的原因是激素水平的变化。据统计，女性的抑郁症患病率是男性的 2 倍。不过，越来越多的人对此提出了质疑：造成这种性别差异的原因可能是两性病人临床表现的不同。女性病人更容易出现情绪波动、恐惧、躁狂、行动迟缓、精力下降以及睡眠障碍，她们也更有可能去寻求帮助，因此，统计数据就有了女性患病率偏高的表现。

　　女性在更年期期间患抑郁症的风险会显著增加。据统计，16% ~ 20% 的女性会在更年期期间第一次经历抑郁；如果原来就患有抑郁症，更年期会导致 60% 的病人症状加重。这可能与雌激素及孕激素的下降有关。

　　男性的表现则略有不同。他们会表现出明显的攻击性，变得急躁，忽然极度投入工作，过度运动或做爱，狂发微博，在贴吧里灌水，找人没完没了地聊天。当他们感到压抑和情绪低落时就会喝一杯，将酒精视作良药。男性通常不愿意谈他们的感受，并倾向于使他们的行动合理化。他们的座右铭是：与其闲扯，不如掌控一切。身体和心理总是紧密相连的，但男性喜欢把这两者分得开一些。

　　男人们的男性气概一方面是在成长过程中习得的，另一方面也是睾酮引起的生理改变。因为男孩终有一天要与自己的母亲分离，并将女性化的一面（如情绪化、爱哭等）从自己身上分离出去，以确保自己的男子汉气概不受威胁。女同胞们，这也是为什么男性一次又一次地向你们确认自己的男子汉气概的原因。

尽管男性对自身和外界的看法已经在近些年发生了很大变化，但大多数男性在看病时，他们的症状仍被医生归结为生理问题而非精神疾病。至少在面临压力时，男性的压力应对系统会在神经生物学方面反应更为激烈。而女性则在神经生物学方面有着更强的承压能力，即使他们主观上认为自己比男性承受的压力更大。这可以通过血液中的压力激素水平检测出来。持续过度紧张会让某些大脑区域萎缩，某些神经活动过度活跃，其他大脑区域则体积增加，这会增强男性的好斗情绪和冒险精神，在压力过大时可能会导致行为控制能力下降。男性很少寻求心理医生的帮助，他们的症状很可能被医生误诊为是躯体疾病造成的而非心理问题，这导致男性的自杀率是女性的 3 倍。

以下内容对两性都适用。激素会在大脑中找到它们的作用点，从而对心理造成影响。躯体和心理相互关联，相互影响。如果感到苦闷，应该说出来，并且寻求帮助，最好去找心理医生或精神科医生。如果不愿意到精神科去看病，可以利用现今发达的互联网，选择向线上的心理治疗师求助。不过，与现实中的精神科医生接触效果会更好，因为在治疗严重抑郁症的过程中通常要用到抗抑郁药。

第 19 章　美化身体

拉皮和隆胸

人们喜欢追求对称性。由于钟情于对称美，我们总想修正身体上不对称的地方。其实，胸部、鼻孔和脸有些不对称是很正常的。不过有的人觉得这令他们非常困扰，以至于一定要纠正这个问题。在对美化自己的迷恋中，人们可能会忘记，完美无缺并不一定比有点缺陷更具吸引力。不完美的身体也可能非常有魅力、非常迷人、令人兴奋。

但是，这种迷人的"缺陷"可不是指那些在修复所谓的缺陷时造成的新的缺陷。一次，有个右脸颊肿得高高的病人来找我，她告诉我她做了线雕。这种美容方法可以改善皮肤松弛。首先，医生将带着倒刺的线穿入皮肤。其中，有些线是可以吸收的，有些则会永远留在体内。如果过度松弛的话，皮肤会像百褶裙一样被集中到耳朵前。如果比较幸运，这种方法的提拉效果可以保持一段时间，让两边看起来很对称，并且不会有线头刺穿皮肤。曾有一位年纪较大的名人来我这里看病，她的皮肤皱成一团，仿佛皮肤下方有一把镊子把它们钳住了。她是在这种广受赞誉且应用广泛的美容项目上遭了殃。那时她刚做完线雕，要做一场演讲。演讲中，她被自己讲的笑话逗乐了，大笑时，忽然"咔嗒"一声，右边脸颊中的线断了，脸颊上的皮肤马上垂了下来。演讲者脸上的变化引起了观众的骚乱。只有半边脸突然衰老，这可太尴尬了。断了的线要想从皮肤中取出来也挺麻烦。团缩在一起的材料最后是通过一个小切口被取出来的。这个地方最后留了个疤，这对于当事人来说，当然比脸上的皱纹更烦。

用硅胶假体来隆胸可能比做线雕要保险一些，但也可能出现意外。有些不幸中招的病人就曾来找过我。有个病人一侧乳房变硬（她的免疫系统试图将异物包裹住并机化）。还有个病人把假体给戳破了，虽然其制造商很知名，但是假体中的硅胶漏到了组织中，必须在麻醉状态下再进行一次手术。还有一个病人在做了隆胸术后，一边的乳房感觉丧失，乳头的反应性也降低了，这对美好的性生活来说太可惜了。

很多整形手术虽然在技术上是成功的，但求美者的身体会因此发生生物学改变，哪怕是细致的手术切口或谨慎的激光治疗也可能导致术前无法预料的斑点、瘢痕疙瘩甚至更难纠正的明显不对称性。另一个典型的美容项目是眼睑提拉术，它造成的双眼不对称可不少见，可表现为双眼形状、大小不一，当面部表情发生变化时双眼的活动也不一致。

关于注射肉毒杆菌毒素及其带来的后果我们已经说得够多了，在此我想提一下另一种皱纹填充物——玻尿酸。到目前为止，玻尿酸已经在全世界范围内被注射了数十亿次都不止。恰恰因为操作非常简单，反而容易出现问题。在德国，医生和替代疗法医师都有资质注射玻尿酸，但后者的培训时间相对较短而且没有处方权，所以无法处理如血管栓塞或过敏性休克等紧急的突发状况。虽然牙医比其他专业的医生对面部解剖结构更了解，但却不被允许在嘴唇之外的任何部位注射玻尿酸。有些参加了培训的人在不了解解剖结构的情况下对求美者的前额进行玻尿酸注射，结果导致将玻尿酸注射进动脉，造成栓塞，额头坏死。这个求美者还算走运，玻尿酸没有被注射进眼部血管，要不然她就失明了。

您看，完美和对称虽然是人类追求的目标，但结果却可能恰恰相反。我绝不是想拦着大家改善自己的外貌，对自己的身体部位进行修整，这只有在不轻信、不抱有不切实际的幻想时才可行。如果其他人的治疗效果非常好，而您的治疗效果却很一般，这会让人感到更不舒服。整形科医生因为医疗事故而要向其责任保险公司支付巨额赔款的例子并非没有，整形手术是有一定风险的！

注意：一些不涉及资质要求的美容手段也可能引发严重的副作用。

重金属：戒指、钉和植入物

不久前，我在健身房参加了一次动作激烈的健身操训练。因为我干劲十足，想清楚地看到教练的示范，所以站到了前排。事实证明这是个致命的错误。跳操的 1 小时非常累，很快就大汗淋漓，我开始喘了起来。令我感到惊讶的是，教练也是这样。随着他的大口喘气，飘来了一股难以言喻的口气，酸臭的味道比做操还要让我们窒息。

我很快就明白这股恶心的味道是从何而来了。教练的下唇上戴了很多个金属唇钉。人们是否觉得这种东西好看另当别论，但这种东西穿过嘴唇形成的小通道会释放出恶臭的味道。当教练给我们做指导或者数拍子的时候，我们能清晰地听到唇钉与牙齿碰撞发出的"咔嗒"声。这样时间一长，不仅会损坏牙齿，还会让牙龈受损。厌氧菌和牙周病带来的混合气味通过每个唇钉的通道散发出来，臭味仿佛要将人包绕。我们这些身上没打过孔的人想问：为什么这些人要忍受着巨大的痛苦把金属钉穿进身体里呢？作为医生，我还想补充一个问题：为什么很多人不去找专业的人做，而是选择在浴室的镜子前自己打这些洞，并通过手机摄像，然后将视频传到 YouTube 上呢？

与文身类似，打孔也要表现出自己的个性，以显示自己属于某个群体，这是由某些流行趋势造就的"部落仪式"2.0 版。当然，如果是在私密部位或乳头上打孔，目的当然就是为了性了。肯定也有些受虐狂喜欢那种疼痛的乐趣。但是很多人没有意识到，那么做的风险是巨大的。

在舌头、嘴唇、鼻子、眉、乳头、肚脐和生殖器上打孔的都有，这种行为是一种对身体有针对性的伤害，完全可以与外科手术的风险相比。除了普通手术中的正常风险外，在不寻常的地方打孔，引入的异物也会带来风险。此外，非医学专业人士的不规范操作以及不良的卫生条件带来的风险也不少见，因此，有很多关于打孔导致乙肝、丙肝、破伤风、结核和艾滋病的报道。如果使用了未消毒的设备，这种风险就会存在。

我曾谈过有关身体伤害的问题。皮肤覆盖着我们的身体，是机体的保护层。如果皮肤受到伤害，这会让密集分布在皮肤中的神经感受器发出警报，信号会沿着神经传到脊髓和大脑，并激活免疫防御系统。炎症信使物质会直接从神经末梢进入血液和淋巴液，从而动员免疫细胞。身体会试着以最快的速度愈合伤口并消灭异物（通过吞噬细胞、自然杀伤细胞和抗体完成），将其驱逐（形成脓）或进行封装以使其无害化（形成异物肉芽肿）。无论是什么样的伤害都会威胁到机体，所以我们必须与之斗争。打孔会穿透组织层，留下瘢痕。即便被满身打洞的朋友嘲笑的过于普通的耳洞，也是对器官的伤害。如果穴位和神经受到干扰，则会对离得很远的其他身体部位造成影响。

让我们来了解一些残酷的事实吧，那些给自己的身体打孔的人经常因为以下并发症来看医生。

需要打孔佩戴的首饰和相应的配件一般是由不锈钢或钛制成的。其中所含的镍，引起过敏的概率极高，可导致湿疹、红斑和水疱。哪怕黄金中也经常掺着镍。另外，打孔还有感染的风险，若为侵袭性的细菌感染，还可能导致败血症、心内膜炎、骨髓炎或肾炎，免疫系统会因此产生过激的反应，这时就必须应用抗生素了。

在身体上新打的孔洞是非自然状态出现的，因此，我们的机体会拼命地想把它们堵上。这个过程通常伴随着持续数周乃至数月的伴有恶臭味的伤口愈合障碍和排斥反应：乳头打孔的愈合时间需要 4 个月，肚脐打孔则需要长达 9 个月，这远远超过了正常手术的伤口愈合时间。

如果想让孔洞消失，需要小心地将旧的孔洞瘢痕从皮肤上切掉，而且要避免产生新的丑陋瘢痕。这可不简单，经常要把整个孔洞里的组织都去除掉，但是这可得"深挖"，因此，新的瘢痕是难以避免的。

打耳洞出现并发症的概率高达 35%，特别是在耳软骨处打孔风险更高，因为软骨本身没有血管，再生过程非常缓慢。如果出现感染，就会形成紫色或红色的、块状或者结节状的瘢痕疙瘩。瘢痕疙瘩极难治愈，耳郭甚至可能因此而永久变形。

戴在舌头或口腔黏膜上的首饰会导致牙齿碎裂或折断，并会冲击牙龈，导致严重的牙龈脓肿。此外，还可能造成进食和发声障碍、味觉丧失以及流口水等症状。我刚才提到的健身教练的口臭就是非自然的细菌在口腔内聚集增殖却无法被有效清除而导致的——这些细菌藏匿于所有孔洞中。有人在舌头上打孔，结果舌头肿大，导致呼吸困难；如果饰品突然掉进食管或气管，还可能危及生命。

在生殖器上戴饰物会导致避孕套在性交时破损，这可能算不上什么大事，因为发现后可以换上新的。有些男性喜欢在龟头上戴个钉，或者在尿道口和阴茎上穿个环。这种打孔是很血腥的。我的一位年轻病人曾经做过一个所谓"阿尔伯特王子式"的阴茎打孔。他说，一开始感觉很兴奋，但这种感觉很快就消失了，甚至还起了反作用。他没预料到会变成这样，所以把环又取了下来，但是孔洞留下了。从此以后，尿液和精液就有了两个出口：尿道这个正门和"阿尔伯特王子式"侧门。还有个病人是个水暖工，他想免受打孔的痛苦，但又想把阴茎打扮得酷酷的。他是来做皮肤癌筛查的，他告诉我如果他脱下裤子我不要害怕，因为他没穿内裤。我安慰他说，我见多了，他不需要担心。当裤子落下，我的眼前出现了一些我没预料到的东西。他的阴茎上戴着一个宽大的透明硅胶套，表面有刺和钉。这是什么？我迷茫地在脑海里搜寻可能的答案：是伤口敷料吗？还是阴茎假体？我的大脑想到了所知的一切，就是没想到这是有创意装饰的性玩具。

　　这位病人坦率地说，这么做是为了让女人开心。那一刻，我竟一时语塞。我继续专业地进行皮肤癌检测，并尽量避免被那些刺扎到。很显然，我的助手马上意识到了这是病人想在看医生时把自己的阴茎打扮得酷一点。病人离开后，她称赞我装出来的天真和对阴茎检查的专业度。我没告诉她，在这之前，我真的不知道还有这么个玩意儿。

第 4 部分

成千上万首旋律：
倾听来自身体的声音

第 20 章　受干扰的睡眠

"鼾症"，听起来和"打鼾"差不多，但因为名字里有个"症"字，所以感觉好像更危险一些。病如其名，"鼾症"就是"打呼噜"的医学术语，其中有代表着痛苦和疾病的"症"字。那么，这真的是一种病理状态吗？

是，也不是。医学界认为，短暂而轻柔的打呼噜是无须担心的。如果鼾声持续，且分贝很高，和电锯声有一拼，那就得有所警惕了。晚上持续不断的呼噜声不仅会折磨与您同床共枕的人，还会危害您自己的身体健康。打鼾的人和听着鼾声睡觉的人早起时都会感到精疲力竭、效率低下。

在德国，1/3 的人睡觉时会打鼾。当呼吸气流通过狭窄的地方时就会出现鼾声，此时狭窄区域的组织就像有人在两张纸之间吹气一样振动。吸入的气流在进入肺的过程中会穿过鼻子、咽，到达两个腭扁桃体下方。如果感染导致扁桃体肿大，或出现了息肉，甚至连儿童也会打鼾。如果对粉尘、动物毛发或花粉过敏，鼻黏膜肿胀，也会导致打鼾。此外，鼻中隔先天畸形或外伤后发生严重弯曲或出现突刺状凸起，以及鼻腔过大，都可能导致这种夜间噪声的发生。

躺下时，每个人鼻腔中的海绵体都会略微增大。此外，舌头这个肌肉团也喜欢在人熟睡时滑进咽喉，将其堵住。这与睡眠期间我们肌肉的正常放松有关。这会造成呼吸道狭窄或堵塞，从而进一步导致呼吸时出现强烈振动或呼吸急促。仰卧睡觉时，这种情况会更严重，因为此时重力的作用更有利于舌头下垂。

还有一些因素会导致"咽喉无力"，其中包括服用安眠药和饮酒。大家都听说过那句著名的俗语"一杯下肚，鼾声大作"。吸烟也会引发打鼾。鼾声还喜欢超重和双下巴的人，脂肪堆在上方，会从外围让呼吸道变窄。尽管我们可以通过自律来避免这些因素，但年龄的增长却不可抗拒：随着年龄的增长，夜间"锯木厂"的活动会大大增加。随着岁月变得松弛的不只有我们的皮肤，还有我们的咽喉组织。在年纪不大时，打鼾的人群里男性显然是主力军，但女性在更年期期间，随着雌激素水平的下降以及组织变得松弛，打鼾的功力绝对不逊于男性，于是夜间独奏变成了二重奏……

打鼾只是让人尴尬还是一种病

夜间，我们通常通过鼻子呼吸。但是，如果鼻子的呼吸通路太窄，或者被完全堵住了，那么人就会在无意识中张开嘴巴，让空气通过"大门"进来。这虽然有助于空气的供给，但也意味着鼻子作为空气过滤器和加热器的作用消失了。因此，用口呼吸具有较高的感染风险，口腔黏膜也会变得干燥，很多人还会因此患上牙周炎和口臭。而且，打鼾会给黏膜造成机械刺激，使其变得肿胀，这就是为什么打鼾的人半夜会因为口渴而醒来、早上还感到喉咙疼的原因。这真是个恶性循环。

打鼾真的是件很累的事情，不仅是枕边人累，打鼾者本人也必须持续对抗阻力去呼吸。关于这一点，您只要试着在清醒时主动打鼾几分钟就能理解了。打鼾对健康的影响是十分严重的，对于那些不止是发出鼾声还会出现呼吸暂停的打鼾者来说尤甚。这种被称作"睡眠呼吸暂停综合征"的问题给人体造成了极大的压力，它会增加高血压和卒中的患病风险。睡眠呼吸暂停会让人在如雷的鼾声中忽然呼吸中断并发生呼吸困难。血液中氧气缺乏会让身体有窒息感。为了吸气，大脑在慌乱中被惊醒，这种情况每晚会发生数十次。病人第二天早上不会记得昨晚发生了什么，但他的身体却是有记忆的：夜间醒来导致压力激素肾上腺素和皮质醇释放，这会导致夜间盗汗、注意力缺失、糖尿病、阳痿、性欲减退、抑郁、肥胖、心动过速、心律不齐和预期寿命缩短，等等。

如果在睡眠实验室中观察有呼吸障碍症状的鼾症病人，经常会看到戏剧性的情景，甚至会让人难以忍受。人们会目睹几乎如同窒息死亡的场面，有些人会剧烈扭动，拼命挣扎着想吸气。如果这种情况一个晚上发生数次，对于身心来说都是巨大的压力。我们的大脑需要定期重复相同的 4 个睡眠阶段：入睡期、快速动眼睡眠期、浅睡期和深睡期。就像循环训练一样，通常这种重复在平均 8 小时的睡眠时间中会发生 4 ~ 6 次。如果睡眠循环一再被打断，后果当然不妙。

那么，该怎么办呢？

最重要的是确定病因。为了查出鼾症到底是由息肉、过敏还是非常危险的睡眠呼吸暂停综合征引起的，您必须去看一些专门处理睡眠问题的专家（睡眠专家、耳鼻喉科医生、牙医，有时甚

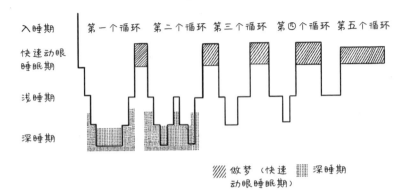

睡眠阶段

至是神经科医生），最理想的是去那种多学科睡眠医学中心。在面诊和体检后，一些病人会被要求使用家用呼吸机进行监测。这种设备可以让病人足不出户就能了解重要的身体参数。不过病人可能还需要在睡眠实验室中度过一晚，以观察身体是否仍能在呼吸障碍的情况下进行自主呼吸，或者大脑是否忘记发出继续呼吸的指令；血液中的氧气含量是否下降，心率是否加快，多久醒来一次，是否能够进入深睡眠或快速动眼睡眠，是否会出现异常动作，以及仰卧或侧卧对打鼾的影响，等等。

原因明确后，就可以有针对性地采取治疗措施了。对于呼吸暂停，可以佩戴特制的呼吸面罩，不过佩戴是需要适应的；还可以在睡眠时佩戴口腔矫治器以抬高软腭，通过位置的改变使舌头以及下颌前移，达到扩大口咽及下咽腔进而改善呼吸的目的。如有息肉，可以通过手术或激光去除。对于过敏症，可以短期使用可的松喷雾和抗组胺药物，但从长远来看，还是需要通过脱敏治疗来根治。有关鼻腔喷雾或滴鼻剂，我会在后面讨论。

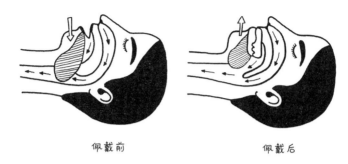

佩戴前　　　　　　　　　佩戴后

佩戴口腔矫治器对睡眠呼吸暂停综合征病人舌根后坠的改善

无论如何，使用精油都大可不必。鼻贴能帮助鼻腔改善呼吸问题。另外，胃酸反流也会引发打鼾，您可以用普拉提和慢跑来训练膈肌，这会让贲门变窄，且膈肌的位置会变得稍高些；如果情况严重，可以用抗胃酸分泌的药物来缓解（但只能在短期内有效）。

睡眠卫生

所谓睡眠卫生，并不是要您在睡眠时洗得多干净，而是说能睡得好。以下是一些经过科学验证有效的助眠建议：

◆ 定期运动。体育锻炼会让人感到适度疲劳。

◆ 睡前避免饮酒。饮酒会让咽喉部的肌肉更加松弛，导致打鼾更严重。

◆ 减肥。这样就不会过度压迫呼吸道了。

◆ 定时入睡。许多身体机能的昼夜节律都是固定的，我们的身体喜欢有规律性的重复。因此，请注意在固定的时间入睡。上夜班、倒班以及定期的长途飞行真的会让人生病。

◆ 避免蓝光干扰。请关掉所有光源。在睡觉前不要使用手机或平板电脑（或者将屏幕设为夜间模式），以免蓝光扰乱褪黑素的生成，导致入睡延迟。睡前 2 小时戴上蓝光过滤眼镜也有助于提高褪黑素水平，使大脑平静。

◆ 保持卧室凉爽和双脚温暖（穿上舒适的袜子）。最好在睡前洗个温水澡（不要用香皂），这样可以使身体迅速达到较低的睡眠温度。

◆ 不要在临睡前吃晚饭。另外，晚饭少吃点也有助于睡眠。

◆ 如果您的脑海中还萦绕着很多想法和忧虑，可以把第二天要做的事情记下来，这样才能在睡前放下这些心事。

◆ 如果可能，尽量不要服用安眠药。有的安眠药有成瘾性，还会扰乱自然的睡眠节律，引发第二天宿醉般的难受。可以在睡前 1 小时服用 0.5～1 毫克褪黑素，让昼夜节律回归正常状态。

◆ 保健品也可以改善睡眠质量。色氨酸和甘氨酸等氨基酸对于睡眠来说很重要，因为它们是形成褪黑素的成分。维生素和矿物质也可以促进睡眠，如维生素 D、B 族维生素、维生素 C、维生素 E，以及镁、钾、锌、钙、铁等（补充前请进行相关检查）。

◆ 睡前喝一杯凉茶是个不错的习惯。请喝天然的茶。绿茶（含茶氨酸）、啤酒花、缬草、柠檬香脂、圣约翰草、西番莲、红枣以及含天然褪黑素的酸樱桃被证明是温和的助眠剂。绿薄荷、芫荽、高良姜、三果木皮、睡茄和石胡荽也是不错的选择。

◆ 如果是更年期妇女，由于孕激素水平下降，孕激素带来的镇静作用也会减弱。在睡眠障碍严重时，可以使用激素替代疗法来缓解症状。激素应在晚上服用。

睡觉流口水

提到有关卫生和睡眠的话题时，总绕不开让人尴尬的流口水。我经常在飞机和火车上见到那些在公共场所酣然入睡的人，他们好像完全不担心被攻击或被偷窃，或者被认为看起来不太聪明，这可真让人羡慕。最后一种情况更容易发生，因为沉睡中的人经常会有一丝口水挂在嘴边，下巴下沉作"钓鱼状"，有时还伴着鼾声或者发出"咕咕噜噜"的吞咽声。

很多人会在睡觉时流口水，特别是对尘螨和花粉过敏或因感冒而鼻塞的人，因为他们要用嘴来呼吸，所以唾液就会流到外面。很多鼻塞的人会求助于滴鼻剂或鼻腔喷雾，但是，从长远来看，这不是个好办法。此类药物的作用机制是使鼻黏膜血管收缩，但当效果逐渐减弱时肿胀会变得更加严重，这让人不得不对药物产生依赖性。长期使用这类药物还会导致鼻黏膜变薄，造成不可逆的鼻孔干燥，甚至会让鼻子变臭，散发出甜腐的味道。

滴鼻剂也有依赖性，无论如何都不要使用超过 1 周。最好由医生检查后再用药，以治疗可能的过敏反应。必要时可以使用（海）盐喷雾或冲洗液湿润过于疲劳的鼻腔，从而使其温和地消肿，这不会导致上瘾。

压力过大也会导致流口水。流口水也可能是严重疾病的征兆，因此，如果您经常流口水，应该去看医生。

睡眠中的性爱

睡眠性交症更为棘手，甚至可能与犯罪行为有关。因睡眠障碍和睡眠呼吸暂停去看医生的人大部分都有异睡症，比如梦游、夜间焦虑、做噩梦、遗尿、夜食症或睡眠性交症。

我们的梦境在睡眠中找不到发泄口，因此，机体会让肌肉处于一种待机模式；肌肉在做梦期间是放松的，只有眼睛会迅速地来回移动，这也是为什么这个睡眠阶段会被定义为"快速动眼睡眠期"的原因。这时我们沉睡的身体处于柔和模式。如果在这个时期被打扰，机体会认为自己处于危险之中，就会表现为我们虽然还在睡眠中但却迅速离开床去实现梦中梦到的故事。

在非快速动眼睡眠阶段，我们实际上是处于深度睡眠中的，虽然不会做梦，但是仍能产生想法且肌肉也处于活跃状态。因此，梦游的人可能会走动、奔跑、穿衣服、开窗户或去上厕所。这种情况下，把衣柜当成厕所也是完全可能的。即使眼睛睁开了，但是大脑的大部分还处于睡眠状态。此时的人不具备对自己精神的完全支配能力，事后会毫无记忆。

睡眠性交症还会出现在无梦的睡眠阶段。不过，这与对春梦的发泄是无关的。根据伴侣的反馈和在睡眠实验室中观察到的情况，病人会在夜间自慰，有时还会射精，与清醒中的伴侣夜复一夜地做爱，第二天早上却完全不记得。曾经有个睡眠性交症病人抱怨他的妻子不愿意和他做爱。他的妻子非常生气，告诉他这件事每天都在发生。这时他才意识到自己的病情。病人还会在睡眠性交时说出粗俗轻佻的话，还会做出暴力性行为。知道自己这么多令人羞耻的事情后，病人通常感到非常羞愧，但脑电图检测清楚地显示，他们真的处在睡眠状态中。这种现象在患有睡眠呼吸暂停综合征的人中尤其常见，因此，治疗打鼾的家用设备或呼吸面罩也有助于治疗睡眠性交症。由于大部分人因羞愧而对此三缄其口，所以对这方面的临床研究还比较少。那些长期不敢谈论这个病症的病人如果有一天向医生或其他有同样痛苦的人敞开心扉，知道他们并不孤单时，肯定会感到宽慰和心情舒畅。因此，摆脱这个禁忌吧！

第21章 恐怖交响曲：
呕吐、"咔嚓"声和身体发出的其他噪声

我们中的所有人可能都经历过这样的时刻：在全场寂静时，某人的肠子突然开始"说话"，可不是那种"轻声细语"哦。如果是您，您可能会说："不好意思，我没吃早饭。"我想大家对此都会理解。肚子饿造成的咕噜叫会在胃里空空如也、空气乱窜的时候出现，这是可以被接受的，听到的人可能会充满关切地说："哦，那你快吃点东西吧！"

但是，如果听到了身体里传出来的其他声音，可能就会感觉很不舒服，因为这可能是一个人在消化食物，肠子中的东西在向前运动，当然还有最后自由排出气体的声音。如果预感到要发出很大的声音，有的人可能会突然在椅子上来回扭动，或者频繁地清嗓子或咳嗽，以造成所谓听觉上的干扰。这种干扰确实可以让人分心，但也有可能更引人注意。

好吧，我们不仅拥有灵魂，还拥有躯体，而且是个会发出各种声响的躯体。正常情况下，我们胃肠道发出的声音抑扬顿挫，

就像吉他弹出的旋律一样，微小的快速振动会产生高音，慢一点的则会产生低音。胃酸也会发出"咕咕"声或流水声。不过，这场弦乐多重奏和在飞机上坐在我前排的那位时髦女性发出的声音相比可就是小巫见大巫了：她感到非常不舒服，急急忙忙地从前排座椅的小网兜里拿出纸袋子，呕吐的声音和刺鼻的恶臭迅速扩散开，引发了周围人的恶心感。比较敏感的人会立刻有呕吐感，或者要与呕吐感激烈搏斗。

胃里的"炸药"

这种跟着想吐的感觉是一个很有趣的现象，它也是石器时代的"遗物"。在石器时代，如果部落中的一个人食物中毒了（比如食用了猛犸象的腐肉或类似的东西），那其他人也跟着吃了的可能性很大。毕竟那时食物不丰富，所以必须狼吞虎咽地吃掉所有能吃的东西。最贪吃的当然首当其冲中招，不过其他人也很可能随之把"炸药"塞进胃中。为此，把可疑的东西吐出来是个预防食物中毒的好方法。吐掉保平安！

一般情况下，呕吐是一种保护性反射。但是，呕吐时到底发生了什么呢？首先，必须深吸气，像弹弓的松紧带一样将膈肌往下拉。此时食管变短，贲门括约肌松弛，声门关闭封住气管，让任何东西都进不去。之后，快速收缩的膈肌和腹肌将胃里的东西猛地反推出来。食管扩大，然后——呕！

胆汁通常会被一起呕出，因为在感到恶心的过程中，小肠已暂停将分解后的食物残渣向大肠输送，而是反向输送回胃部。出于消化目的而泌入小肠的胆汁，在剧烈呕吐的那一刹也被一起从口中喷出，这可以通过呕吐物的颜色来判断——带有胆汁的呕吐物呈黄绿色。

呕吐中枢位于延髓。它是真正的"灾难大师"，它会对来自各个角落的刺激作出反应：胃肠道太满、胃肠道蠕动障碍、有东西在肠道中挡住了食糜前进的道路、有害的病原体或有毒物质、胰腺炎、胃溃疡和十二指肠溃疡，以及自主神经系统功能紊乱导致的消化不良。大脑还会提供有关恶心或异味等造成冲动的信息。偏头痛是错误的信使物质和炎症导致大脑代谢平衡失调造成的，这也会导致恶心和呕吐。波浪造成的晃动感则会使我们耳内的平衡器官前庭蜗器发出神经冲动并传入呕吐中枢。脑干中的感受器能感知药物、酒精和毒品等，以及因脑震荡或肿瘤带来的压力升高。不要忘记，孕期会分泌可引起呕吐反射的激素。

一次"成功"的呕吐应该是直接对准袋子或马桶的。而"失败"的呕吐则是把呕吐物喷得到处都是，甚至未消化的豆子都有可能从鼻子里喷出来。所有经历过因为想吐而冲进厕所但旁边还有目击者的人都知道这有多尴尬。如果吐在了朋友的车里，那就更尴尬了。就算把车里面擦了好几遍，那种臭味在数月后还能让您想起来之前的那次旅行。

厌恶其他人发出的"咔嚓"声：恐音症

让我们感到不爽的不一定非得是令人恶心的呕吐声。有时，微弱的"咔嚓"声和咀嚼声也让我们很难受。有人嚼东西时发出的噪声比马吃草时还要大。可能有人会说这听起来让人觉得食物特别美味，但有人会觉得这种声音十分令人讨厌。有人深受其扰，程度之深以至于也成了种病——恐音症。这种病的病人可能对某种噪声极度讨厌，如嚼东西、喘气、吞咽、擤鼻涕的声音，以及安装不当的假牙发出的嘎嘎作响的声音。

患有恐音症的人能被他们的同伴逼疯，因而会退出小群，更享受地独自进食。有关恐音症病因的研究并不多，目前发现的有自我意识的误导和大脑区域性活动改变等精神心理因素。

一般来说，咀嚼声是吃饭人耳中的音乐。一项在老人院进行的研究表明，相较于清脆的咀嚼声，老人会觉得煮得烂乎乎的食物更好吃。另一项研究表明，在吃饭时看动作片或哪怕只是看电视的人，都不太能听到自己的咀嚼声，其后果是不知不觉越吃越多。噪声和电视节目会让您无节制地大快朵颐。想保持苗条身材的人最好静静地吃饭，享受自己发出的咀嚼声。

阴吹：阴道中的"屁"

当精灵一样优雅的芭蕾舞者从地面上分腿跳起，而那股巨大的反冲力通过屁股发出的声响反映出来时，这真是太尴尬了。您还可以想象以下的场景：一堂瑜伽课上，所有人的垫子都紧挨在一起，柔和的音乐在教室中回响。到了下犬式，您深深吸了口气，之后进入在印度语中被称为"Halasana"的犁式（这个动作能使人内心平静，具有协调和平衡的作用），所有人的臀部都从垫子上抬起，双腿倾斜向前举起，并到达头顶上方。忽然间，您旁边的女士用一声雷鸣般的轰鸣打破了这份宁静。她的脸颊一下子涨红了，当然不是因为做动作很费力。不过，这个"响屁"是没有味道的，这是一种来自阴道的风，俗称"阴吹"。

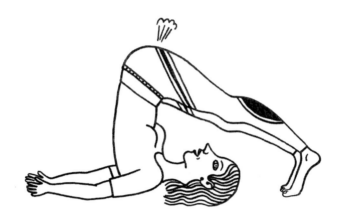

　　对于周围的人来说，阴吹发出的声音和屁声听起来是完全一样的。专家会告诉您，来自阴道的"屁"是没法控制的，因为那里没有像肛门括约肌那样的结构，肛门括约肌至少在理论上能帮您憋住不想放的屁。

　　通过将臀部抬起，您旁边的那位女士阴道抽吸了不少空气，之后必须得排出去。这和在性爱中骨盆向上晃动，急性子的男人将阴茎像活塞一样往阴道里面"泵"入许多空气差不多。当臀部的姿势改变，这些气自然就会排出。如果女性足够机智，她可能考虑在感觉自己要放"屁"的时候迅速捂住爱人的耳朵，或者大声咳嗽，或诚恳地解释：这真的不是一般的屁。

　　无论是性爱中的阴吹，或者是真正的屁，好好训练盆底肌都有助于减少这种尴尬局面的出现。不过，虽然屁和阴吹不是什么性感的事情，但也不至于为这种事情而感到着耻。毕竟"多嘴的"阴道不只是在调情时"说话"，您看，它们在瑜伽课上也不会保持沉默。

结语：大胆说出来吧！

视、听、嗅、味、触——我们的一切悲欢都是通过这些来感受的，没什么好尴尬的。我想通过本书告诉您的就是这个道理。

经常有人问我，作为医生，每天都要面对病人的各种隐私，还要接触丘疹和脓疱，治疗溃烂甚至发出恶臭的伤口，我是否介意。每次我都会回答：完全不会。这就是为什么我会成为医生的原因。

打小开始，我就喜欢听同是皮肤科医生的外公讲故事（他已经去世了）。当外公和妈妈一起逛街的时候，经常会遇到他看过的病人。有些女性病人非常感谢外公把她们的病成功治愈了，以至于在公共场合就轻轻掀开自己的衬衫甚至撩起裙子让外公看她们光洁健康的皮肤。

作为医生，他会想尽办法找到疾病的根源并去解决它。他会说出那些问题的名字，就算有些可能让人觉得羞耻。

医生问得越具体，感受就越深刻，就越能快速找到问题的原因，因此，治疗的效果也可能越好。当然，这只有在病人真的说出自己的问题所在时才有可能。

也许您会说，和医生当然可以和盘托出，但对家人、朋友或者其他人呢？有关痔疮、口臭、性病或性偏好的话题怎么能说出口呢？我们会不会越界了，甚至会伤害到别人？

我推荐您做个简单的实验。下次聚会时，您和朋友、熟人或者陌生人同桌，您提一个开放的问题，其中包含一些对您来说是禁忌的话题。我想某个人一定会回答这个问题，做一些自由联想，然后其他人会跟着讨论。我保证一定是这样。应该会出现灵感迸发的回答，也会有您想了解的话题的答案。

其中一个很好的提问方式是"你们中有人做过吗"或者"有人听说过别人的经历吗"，如果有人回答，可以接续的问题是"您对此做了什么？""医生做了什么？""您有什么感觉？"。真诚地展现您的兴趣而非耻笑的动机对于一场公开讨论来说再好不过，这对禁忌话题同样适用。

我偶尔也会这样做。记得在一次烧烤聚会上，我们一群女性围坐在一桌。我给大家介绍了一本科学分析和分类性幻想的书。接着，大家讨论这是否是个可以公开讨论的话题。一些女性较为保守，想把这种话题从自己的生活中驱逐出去，她们自己从不会考虑这些话题，也不想经历对伴侣的性幻想；其他人则表示自己会幻想，也勇于将幻想诉诸行动。

聚会上的男性们觉得我们讨论得格外热烈，也凑过来听。不过女性们认为当着男士的面讨论不太好，因此我们转换了话题。几个月后，一位男士在一个活动中找到我，说："我不是很清楚你们那次说了什么，但是我想谢谢你，我和妻子打那之后特别和谐。"他高兴地笑了。这是对抗无言和内心紧绷的一次成功的"夫妻聚会治疗"。

一旦有关禁忌的话题聊开了，您很快就会注意到，您的愿望、问题或抱怨不是独一份，这是件多么畅快的事。许多难以启齿的事情便可以得到缓解或"治疗"，甚至有时候都不必去看医生了。您会找到有类似问题的人，也会得到有益的经验。

每个人都必须勇敢说出来，要不然每个人都是在独自战斗和忍受。

人们喜欢说"沉默是金，开口是银"，但在谈论禁忌时却恰恰相反！

致谢

感谢我的丈夫埃利奥·阿德勒博士给我的爱与支持。作为牙医和有关牙齿方面的睡眠问题专家，他为本书有关章节的编写提供了专业意见。感谢我两个可爱的儿子诺亚和利亚姆的耐心和给我出的好主意。感谢我的父母埃尔维拉·格勒青格博士和卡尔·埃里希·格勒青格教授，以及我的婆婆卡塔琳娜·阿德勒博士对本书的试读和一直以来的帮助。他们是最棒的家人！

感谢我的朋友乌韦·马德尔，他一直带着这本书，并认真对书稿进行了修改。感谢记者安德烈亚斯·皮舍尔对本书进行的文字编辑和润色。

感谢卡佳·施皮策为本书画的插图，插图非常美，清晰明了，且有着独特的幽默感。感谢埃格斯的经纪人卡特琳·克罗尔，她聪慧、有能力且真诚，她从头到尾支持着这本书的诞生。

感谢编辑海克·格罗内迈尔非常棒的编校，他的幽默和对结构的把控非常重要。

感谢德勒默尔·克纳尔出版社的非虚构类图书出版社社长玛吉特·克特勒和非虚构类图书项目负责人及首席编辑斯特凡·迈尔，感谢你们的信任。感谢出版社的整个团队，卡塔琳娜·伊尔根、埃斯特·冯·布鲁赫豪森、克斯廷·舒斯特、马库斯·罗勒克、苏珊娜·希尔赖特尔、约翰斯·舍毛尔、伊莎贝尔·马特内、桑德拉·哈克和摄影师托马斯·迪费为这本书的付出！

还要感谢我所有非凡的同事，我曾用他们的专业知识完善了本书的内容，他们是：妇科医生西比勒·格利茨·诺瓦科维奇，内科医生和感染病专家安雅·马祖尔，外科和肛肠科医生迪特马尔·雅各布教授，妇科医生安斯加尔·佩特，心理分析师弗兰克·W·皮尔格拉姆，精神病专家安妮·玛利亚·默勒·莱姆屈勒，呼吸科医生和睡眠医学医生哈拉尔德·穆勒·帕夫洛夫斯基，泌尿科医生马克斯·瓦格纳，皮肤科医生雅内特·阿里耶－布瓦，妇科医生迪尔克·维尔德梅尔施，全科医生和整骨医生海克·莱曼，全科医生和睡眠医学医生米夏埃尔·费尔德。

感谢以下人士给予的提示和启发：法医学家米夏埃尔·左库斯教授，专攻静脉内科、激光医学和止痛疗法的医生克斯廷·科赖斯，医生和神经科学家马库斯·博克，精神科医生和心理治疗师斯特凡妮·克吕格尔教授，检验医师弗尔克尔·冯·贝尔，放射科医生米夏埃尔·比罗夫，骨科医生马蒂亚斯·曼克，泌尿科医生弗兰克·克里斯托夫教授，老师兼艺术家扬·马滕森，传播顾问尤斯图斯·冯·魏德金德，文学家兼记者阿尔卡迪乌什·图巴，竞技运动员、普拉提和瑜伽教练卡塔琳娜·布尔坎特。

我要感谢丽塔·施米特和托比亚斯·霍夫曼多年来的信任和富有成效的合作。感谢我强大团队忠诚与可靠的合作，让我能在问诊的同时进行写作。

耶尔·阿德勒